Dirty Word Search

PUZZLE BOOK

You Don'T Want To Mess With......

_____

```
D  P  X  D  M  I  V  P  Q  F  O  N  D  L  E  M  J  R  A  K  T
P  I  R  R  X  B  J  D  O  P  R  E  M  A  T  U  R  E  M  Y  J
U  M  Q  G  T  K  S  T  V  L  C  Q  C  C  Q  M  L  P  O  K  Q
F  P  G  M  A  H  H  O  P  E  E  R  M  P  D  U  B  I  Y  E  O
I  E  Y  V  F  E  I  Q  S  W  Z  N  A  N  E  U  U  N  Z  H  K
N  R  P  J  P  X  T  U  Q  G  X  V  M  B  F  D  T  T  L  E  Z
G  I  P  E  A  C  H  U  D  A  F  W  Z  A  X  K  C  O  Y  B  H
E  F  I  N  U  R  A  L  F  Z  L  U  Q  S  L  S  H  L  K  E  A
R  Y  E  N  S  E  P  Z  R  M  I  A  S  S  E  N  B  K  O  F  N
F  C  E  Z  Y  M  E  N  H  D  C  K  U  H  J  W  A  B  Y  D  D
U  G  B  G  M  E  N  G  B  O  N  E  R  E  I  H  B  J  W  T  J
C  S  T  U  R  N  S  N  H  P  D  F  Z  A  Q  D  E  W  C  I  O
K  U  V  M  E  T  G  B  A  B  E  B  U  D  C  A  S  G  M  E  B
I  R  R  M  R  S  A  A  F  U  K  U  M  B  U  L  L  B  E  M  L
N  A  A  E  E  S  Y  U  Y  F  P  R  I  C  K  S  J  N  M  Q  X
G  W  J  R  D  I  L  L  E  G  A  L  W  T  D  P  K  K  R  O  T
R  M  L  E  W  H  F  F  L  A  S  H  E  R  S  A  R  N  O  D  U
B  E  G  S  S  U  G  Q  S  U  M  R  J  G  N  H  B  O  J  R
G  P  H  P  R  Y  G  B  A  X  D  V  G  Z  E  K  F  V  F  M  A
X  L  Q  A  M  T  S  S  J  N  E  Q  T  B  P  Q  Q  E  O  I  H
A  M  O  I  X  E  G  Y  C  Q  W  Z  S  Z  J  P  L  W  Y  X  R
```

PRICK, BABE, HANDJOB, GUMMER, KYKE, ASSHEAD,
LEZ, SHITHAPENS, ILLEGAL, EXCREMENT,
PREMATURE, KUMBULLBE, PIMPER, SPANK,
BUTCHBABES, FINGERFUCKING, FONDLE, FLASHER,
BONER, GYPPIE

```
Y  C  Y  J  R  Y  D  D  M  T  J  S  F  A  K  Q  Z  F  T  E
Z  O  F  H  R  J  H  I  T  U  N  N  E  L  O  F  L  O  V  E
M  T  L  M  G  N  O  C  U  Y  T  Z  D  S  L  R  D  V  E  A
N  I  G  R  O  Q  M  K  O  X  N  P  X  C  A  F  Y  N  J  Z
Y  S  C  A  D  A  O  W  J  E  H  M  C  B  M  I  J  B  P  L
C  Q  V  X  D  D  S  A  U  E  T  A  B  O  O  R  I  T  C  O
H  S  U  D  A  D  E  D  M  A  S  T  U  R  B  A  T  I  N  G
L  B  R  P  M  I  X  G  K  X  J  L  Z  F  O  K  J  T  O  T
P  H  V  U  N  C  U  H  D  E  P  O  S  I  T  E  A  P  Q  L
I  C  T  C  E  T  A  M  M  C  Y  Z  T  S  H  N  W  J  L  S
X  G  E  W  S  O  L  B  O  O  U  Y  R  O  I  G  U  F  S  M
I  D  D  U  M  B  A  S  S  C  X  A  A  N  R  F  T  N  F  B
E  C  F  S  Q  Y  D  A  B  K  H  V  N  O  D  C  H  G  I  M
R  S  H  I  T  F  U  C  K  S  I  Z  S  F  L  G  R  Y  L  X
W  E  A  P  O  N  A  V  L  U  T  U  S  A  E  B  E  B  S  F
S  B  O  M  H  Y  D  Z  A  C  Z  G  E  B  G  Q  E  S  E  D
N  T  W  X  E  U  H  I  K  K  U  G  X  I  H  H  S  H  C  V
I  S  N  I  G  G  E  R  S  I  U  I  U  T  D  B  O  I  T  K
N  M  M  A  M  O  U  A  Q  N  D  D  A  C  N  N  M  T  G  U
F  I  S  T  E  R  Q  G  X  G  W  Z  L  H  N  Z  E  C  J  Z
```

DICKWAD, THIRDLEG, PIXIE, THREESOME, NIGR,
DUMBASS, GODDAMNES, SHIT, DEPOSIT,
HOMOSEXUAL, COCKSUCKING, FISTER, ADDICT,
WEAPON, SNIGGERS, TRANSSEXUAL,
TUNNELOFLOVE, SHITFUCK, TABOO,
MASTURBATING, SONOFABITCH

```
Z  U  G  J  Q  M  J  P  D  T  N  B  A  B  I  E  S  H  X  D
C  N  I  N  O  L  L  B  A  C  U  L  I  V  E  S  E  X  T  I
J  N  V  B  X  J  P  I  V  L  J  H  V  Q  K  I  V  M  Q  V
N  D  F  A  H  L  C  D  X  P  I  B  U  Q  D  E  A  D  V  I
F  K  L  W  K  D  P  K  L  O  G  D  P  I  A  T  Z  Z  M  K
P  S  Q  P  W  L  E  S  Q  R  G  V  C  R  Q  F  R  I  D  M
P  I  C  A  N  I  N  N  Y  N  A  B  M  V  C  A  N  G  M  R
N  M  W  P  S  E  O  J  Q  P  B  N  I  G  G  A  R  D  E  D
I  F  W  D  H  S  I  I  C  R  O  M  C  Y  B  M  O  W  P  O
G  K  O  B  I  A  W  Z  H  I  E  G  C  C  B  A  D  H  H  L
G  I  X  R  T  T  I  I  X  N  L  G  A  X  Z  C  F  I  U  U
L  U  K  I  S  H  X  M  C  C  M  E  M  H  R  A  J  S  K  R
E  A  N  A  T  V  X  K  X  E  H  R  E  F  I  C  F  K  E  U
S  E  I  H  A  F  M  U  I  S  H  O  L  P  B  A  R  E  D  M
J  G  F  F  I  U  H  D  D  S  Y  Q  J  W  B  J  V  Y  F  P
N  X  E  R  N  Z  F  A  R  S  E  H  O  L  E  J  V  D  Y  Y
G  M  M  P  C  F  M  F  R  H  Z  M  C  A  D  Y  N  I  N  P
B  O  O  B  I  E  S  S  O  P  C  S  K  G  Q  E  U  C  R  T
N  G  U  A  F  C  J  W  T  P  R  N  E  P  B  X  M  K  W  R
N  M  S  W  A  L  L  O  W  J  E  I  Y  N  H  A  U  B  F  P
```

JIGGABO, MACACA, NIGGARDED, SWALLOW, PORNPRINCESS, PICANINNY, RIBBED, NIGGLES, MGGER, KNIFE, BABIES, SHITSTAIN, JIZIM, RUMP, DEAD, WHISKEYDICK, CAMELJOCKEY, ARSEHOLE, LIVESEX, PHUKED, BOOBIES

```
V K G J L T R Z I D S I Q P V Q Z G M V B A C
E Q Y W G K X S Z R H Y I B D U I O J T U O N
F B W Y H N W R W U I F Y J K E V S I X P I D
U J C L F F T G Z Q T U M D X E N G Z C A T B
F Q S Z N B R C J A T B L P O F Z N K I K E Q
W B B C K R T M T J I A Y L M P A K I Q T C Q
R O I C U O C G U X N R Q X B T D Y F O E I U
E W I F Q T G N U D G E R A R P C O M U P A M
T E J S M H E T D G R E A S E B A L L N W K U
F L C N Z E R S P R T X C D V Y F I Z Z L K V
V U U E V L M E L F M G K U M S D V D Y X D T
L V N R L T A F J N Q C V T D T N U C V C U W
U B N Z L O N T S R E D L I G H T R D B G U K
V O I P S F T W A K K I A S S F U C K I T Z B
M X L J C J E X E C U T I O N V L N L W J E W
E G I H F N E C A Y A D S R I E R E C T Q K R
D N N K T U I W Z W O X M W G J M O Z W E B H
A N G N B L Y T A T H L E T E S F O O T V X S
M V U D I C L V S P A G H E T T I B E N D E R
M O S Q I G I U F A T R J Y F R F B W Q U T P
I C K Y H I J V H R Z O D C F W B Z Y I F A R
T E Y X X D H S T T Q B D Y P O M W T J N H J
N G H R Z R F I F J I F U L S N D Q C D R J Q
```

ASSFUCK, ATHLETESFOOT, GREASEBALL, NUDGER,
KIKE, REDLIGHT, EXECUTION, ERECT, KUMS, QUEEF,
BROTHEL, PAKI, SHITTING, FAT, GERMAN,
CUNNILINGUS, DAMMIT, FUBAR, POM,
SPAGHETTIBENDER, JIZ

```
I Z X Q S O A D I P Q S K B W E A V G N
Z R E T H N I C Y M F L Y S H D V I H N
M Y Q G Q B A D F U C K O J K D S P U Z
G Y F Q G G S V W I A X W O U N D E V O
B H I J T V S Y H G D O J F E L A T I O
O A U M K S E F H L N E H O R N O B E Q
B I B L E V S L A R Q S C E G N G U P J
V T U W V P C B V L X G E L P Y X I T N
Q R W G R M E S C U M W M L B W E D Y P
Q A N D E A P T H R O A T Q U G X B O B
T N N F U C K I N A H N L A T P N U L H
I S T P I S S H E A D Q D R T O T T E B
T V A N B Y G H Y F D U T T H L W T C E
F E M X Z M M E K X K I C D E A I M P D
U S F W R Z I G P A D U L T A C N U B L
C T G O Y I M U A D O N K G D K K N J Q
K I Y G O G O U C U S H I T T E D C Y C
E T Q U L H K D S A Z Y Z J J N N H S Z
R E O K W H I J A C K I N G X K V I T N
X E B S P G E H G H G H R W X H R T F Y
```

FELATIO, HIJACKING, BIBLE, BUTTHEAD, SHITTED,
DEAPTHROAT, TWINK, PISSHEAD, HORN, FUCKINA,
SCUM, GOYIM, POLACK, ADULT, TRANSVESTITE,
ASSES, BADFUCK, ETHNIC, BUTTMUNCH, AXWOUND,
TITFUCKER

```
X  P  Q  T  L  A  W  G  W  P  A  O  H  F  Y  M  H  U  K  M  O  P
N  D  M  P  X  E  U  O  C  W  O  Z  Y  X  N  G  R  O  E  K  U  J
M  M  X  L  I  J  G  Q  Z  U  H  B  Y  U  X  B  R  W  C  B  S  I
H  D  G  I  O  R  J  H  Q  A  L  X  E  X  A  Z  J  K  U  T  A  A
K  P  T  X  Z  N  C  D  S  A  O  H  H  H  R  Z  T  K  S  C  M  T
V  B  C  S  F  I  P  U  A  S  S  P  U  P  P  I  E  S  U  K  A  V
D  M  K  T  E  L  S  M  K  P  P  U  W  H  W  B  G  C  Q  W  L  F
N  O  W  S  L  L  L  B  K  H  E  X  I  X  E  I  C  G  J  K  J  K
A  T  P  H  L  T  A  F  F  A  T  X  J  F  E  H  U  M  X  D  D  M
S  H  M  I  A  A  V  U  I  N  I  X  W  E  B  A  Z  O  O  M  S  U
T  E  D  T  T  P  E  C  N  O  K  N  V  A  L  Y  G  B  H  G  D  M
Y  R  R  F  E  P  D  K  G  X  T  E  J  D  I  N  K  N  X  H  V  L
W  L  D  I  G  B  R  Y  E  J  S  B  R  A  P  E  R  N  E  J  F  R
H  O  E  T  J  U  I  O  R  S  Q  U  A  S  H  I  E  D  N  K  C  F
O  V  N  T  G  D  V  P  F  W  S  B  Q  G  C  V  D  K  I  I  S  P
R  E  T  J  Z  R  E  F  O  N  A  D  X  O  S  P  R  S  P  O  B  F
E  B  M  N  D  F  R  U  O  I  W  S  R  N  G  D  S  L  P  R  I  U
K  O  L  P  O  H  M  H  D  G  S  X  D  Z  A  S  H  L  L  U  X  C
P  N  B  T  S  I  S  N  U  Z  A  F  W  A  E  C  V  K  E  V  L  C
F  E  E  Y  M  T  E  C  W  T  M  U  R  G  T  E  Y  H  O  O  T  K
L  F  A  B  V  N  H  K  P  U  R  I  N  A  P  R  I  C  N  E  S  S
R  Y  R  M  Y  E  U  L  G  I  B  R  D  S  A  J  I  G  G  X  X  T
```

GONZAGAS, NIG, SLAVEDRIVER, JIGG, QUASHIE,
PURINAPRICNESS, GROE, ASSPUPPIES, RAPER,
FUCCK, BAZOOMS, SHITFIT, NASTYWHORE, DINK,
USAMA, FINGERFOOD, POHM, FELLATE,
MOTHERLOVEBONE, NIPPLE, DUMBFUCK

```
M R S H R C X Y Y R T Q Z C R L Y V B G O O
R K C K F I T Y D F I G B O U N T Y B A R M
Q N X W D A V B X A T D F E R R J N B D M K
C W D X C Q G Y Y I T V D K H I E N W Z O J
D J K H U Z L B Q T Y T X Q J Q R U F T U T
P B Z T I B C J V H A G K Q K O K S U X K V
O I P O R N F L I C K M J F L L O L B K T Q
O B T E W W N W L H I Q E B M V F F D M O O
R Q M C G H B O A N G W W Y A U F R X Z N I
W Q E P B C Q I Y G H H I S H I T O L A G Z
H J A K V W O N E M W H S D M W X K H H E K
I B T A Z W K D T B V S H I T H E A D V T J
T V R Q N N Q R Z C H I C K S L I C K B H S
E Y A F J B K C W V E Z T S Z S N J Y N R C
T K C W N X G J J N S I X T Y N I N E R U B
R I K S X F O P E E P S H P W T W Q G N S L
A D M A Y O F Q Z K U M Q U A T Z N A S T I
S B M W V D Y V R E A R E N D U H E U X E Q
H U T I N E F H Z F A U V Z Z K R V M P R J
L A M G N Q U K H M V R S T U P I D F U C K
C J A R E F U G E E K D U G E M J P C B H M
D G T U F P T U M U N C H E R C G O D A B D
```

TITTY, PEEPSHPW, JEWISH, STUPIDFUCK, REAREND,
CHICKSLICK, BOANG, POORWHITETRASH,
BOUNTYBAR, MUNCHER, PORNFLICK, REFUGEE,
MEATRACK, FAITH, SHITOLA, KUMQUAT,
TONGETHRUSTER, KID, JERKOFF, SIXTYNINER,
SHITHEAD

```
L R F V M Y T Q T M N G I S N E L I B X N L
H M J Z M P E O N I G L E T N B T K A E W C
A O N I G G A R D L I N E S S O E X C W K
J W W K N S C I F H G O P Q I Z N Q O M A R
W X G E E O M D O S A N D M Y J G R S A S A
I N R P L D G F D R V O X H S S U M M K L T
Z U X P F O E E P E T F W H I T E Y O D I K
E T W N F M B E A S T U R B F C T B T M M R
S F O A P Y A S I A N C R O C D H H H H E W
E U E S K O H E P H U K B O X W R E A P B V
L C X R I U F Q M K M I R N T V U K F X A J
B K S P L I T T A I L N E G S V S E U V L T
Z E P J S H M J Y Z S G A Q Z H T D C V L Q
O R S N X H E N Q F P W S L O Q N C K V H J
F L J Y I N G E Z N R A T K K I L L I N G E
N R K K S J B B A Q O Y M E C C M N N G C G
M F L B R Z B Q A N R P A N U M H D Z B O B
C U N T L I C K I N G R N M T R S V E D T T
J L O W K K F S O X S C N N A K E D R H X N
T I N S J G W T E Q Y X Q D U N H F C U O T
U A V W P U S S Y L O V E R J R I S D H E Q
M S X C K N O C K E R S M J S F D U T Y L T
```

NOFUCKINGWAY, KILLING, TONGUETHRUST, NUTFUCKER, SODOMY, BEAST, SANDM, NIGLET, NAKED, PUSSYLOVER, ASIAN, SPLITTAIL, NIGGARDLINESSS, BREASTMAN, WHITEY, MOTHAFUCKIN, CUNTLICKING, PHUK, SLIMEBALL, BOONG, KNOCKERS

```
E W Z T I M B E R N I G G E R F C Q V I
A W F A G G I N G L K M T J K E U Z V Q
T Z X S Q J I G R X O H S U B H N T S Z
P N B B S G H A E N Q C E Y Q X N H H G
O U I J C D E M O N F R X G B I T I O E
W U Z Z I E W M M M J S H Y I R T R O A
X E P S U Z I Z A K A L O A H I C D T E
Q B H O E P U S S Y P O U N D E R E I J
D C F K Z W L X M T C S S H C T R Y N F
D B B W P N I N V G R W E A Z S Y E G G
E U N I G G L E J Z A H R J X T W A Z G
S J J E S C M G A W P B G O F Y J R D V
T L L V C O P K Q O S F U C K M E D O S
R F E Q H C P L S B U T T M U N C H E R
O U Z P I K L Z G D I D D A A S S B A G
Y N B R N L L D E G C R E J E C T R F Z
L F O H A O D O G G I E S T Y L E K J L
N U N Y M V M M X U N E G P K F P B H I
R C J V E E F Z G G N Z P M Q C T P Z V
H K L N N R X V G D T O X T H A M B R Z
```

PUSSYPOUNDER, THIRDEYE, ASSBAG, JAPCRAP,
SHOOTING, LEZBO, NIGGLE, FAGGING,
BUTTMUNCHER, FUNFUCK, WUZZIE, FUCKME,
DESTROY, TIMBERNIGGER, REJECT, DOGGIESTYLE,
DEMON, SEXHOUSE, CHINAMEN, CUNNTT,
COCKLOVER

```
I  Z  G  W  C  H  F  Y  K  F  Y  E  H  E  T  R  F  L  M
C  Y  O  E  D  V  B  G  G  M  W  H  I  T  H  R  X  W  S
J  X  T  E  V  S  R  B  F  F  U  C  K  E  F  A  A  H  E
H  K  O  W  A  S  G  N  P  H  U  Q  A  T  E  G  J  N  X
V  Q  H  E  F  F  W  P  M  H  K  C  H  C  L  H  N  F  T
V  N  E  E  F  E  L  T  C  H  I  N  G  I  C  E  B  W  O
Q  I  L  V  S  A  R  O  U  N  D  E  Y  E  H  A  H  D  Y
C  B  L  U  E  B  O  N  G  N  M  A  R  A  I  D  T  K  I
M  N  W  K  X  K  M  D  M  K  U  M  M  I  N  G  F  K  S
U  Y  D  Z  H  T  M  H  G  V  Q  O  H  M  G  V  I  D  Z
N  M  F  V  O  V  L  G  K  A  V  T  I  D  F  I  G  Z  G
T  P  N  P  U  D  B  O  Y  T  M  H  S  U  U  D  Y  C  J
W  H  W  L  N  F  W  G  M  I  H  A  C  M  V  A  Z  J  U
O  O  L  Z  D  Z  C  V  K  C  F  F  O  B  Y  P  C  J  A
S  H  I  T  T  Y  J  P  V  A  Z  U  C  B  B  Q  K  P  M
U  A  T  M  K  J  L  Z  L  N  B  C  K  I  I  L  N  P  L
B  H  O  W  K  D  X  B  U  A  D  K  D  T  E  W  B  U  B
K  K  D  E  R  G  U  N  B  X  V  E  S  C  F  M  U  O  K
H  Z  M  K  K  W  A  U  V  F  M  R  T  H  S  V  B  W  U
```

FELCHING, PUDBOY, WEEWEE, KUMMING,
FELTCHING, RAGHEAD, DUMBBITCH, GOTOHELL,
MUNT, NYMPH, FUCK, BONG, SEXHOUND, HISCOCK,
MOTHAFUCKER, PHUQ, WHIT, VATICAN, SEXTOY,
ROUNDEYE, SHITTY

```
H D A G U P C R X Q O P U B O J U C
J D X L E S B I N Q F X C D R B G X
G N S O R G A S I M I H U E G R M G
O M J O L Y M A S W G X K L A F M W
H E C A T H O L I C H A A F S J F J
S L U T T I N G B K T Q V Q M X T Y
A D Q L C B W X O N C L O G W O G I
S G X K R O H C F Y Z G J M F R C Y
S T H X Z O O A W S A Y O G P Z A K
F C E Q D T R Z L I B E R A L M S L
A E K S O Y E E N I G G E R H O L E
C A X P N C H C L Y X J E H X U H N
E D A I T A O S Q D A K Y Y R M E Y
U Y F C H L U T S V H X P M I C U G
M K O E E L S A O I P R Q Q N D T Y
L E R T R Q E C D H I J A C K E R P
L L N A A C U Y D S O D O M I T E P
K O I E G B I D E X E C U T E D X E
```

LIBERAL, FORNI, CLOGWOG, FIGHT, GYPP,
SODOMITE, BOOTYCALL, HIJACKER, NIGGERHOLE,
ASSFACE, ORGASIM, ORGASM, DYKE, ECSTACY,
CATHOLIC, SPIC, SLUTTING, ONTHERAG,
WHOREHOUSE, EXECUTED, LESBIN

```
G D M J D S G D S V K W J M S L T E V I K
I F G I P P V U H G Y H A A Y P P K Q N E
L O B U K F J K I V Y T C S K S I Z F D N
B B N F G S F U T Z M O K T X J C K D H P
K I I Y K J H N F Q X N T R I S E X U A L
V A G I N A L I O U G G H A D G P X N R A
P I E J A T T L R G P U E B X R F O H K S
T R R O S S I I B K Q E R A B I T E M E X
R T M F H C M N R T L T I T I J N P C Z R
U R O V I P R G A A S R P O M C N R R D B
F C W J T B M U I F Y A P R A P G M O V U
B O B W E S K S N F H M E A A N M X A M B
B A L L S A C K S S D P R D T K K O C K E
R I W R Y S A S P B Z U N F X F T S H A V
E S Q F G U X U J N P D P M I D W W X W O
T O K U M S T C O C K S U C K E R G R G H
A X G C T K S P P E D I C K F T P Y E W G
R A W K Z H O S E R N Z O O N B D Q T X F
D F C O I J D W H B J E V T V G Y H W B F
E K W F F K X V E C O C K T E A S E B F Y
D C I F T Z L E X F L A N G E Q A Z L A Q
```

BALLSACK, NIGER, DICK, SHAV, VAGINAL,
SHITFORBRAINS, SHITE, FUCKOFF, GIPP, TAFF,
BITEME, FLANGE, HOSER, JACKTHERIPPER,
COCKSUCKER, TONGUETRAMP, TRISEXUAL,
MASTRABATOR, RETARDED, COCKTEASE,
KUNILINGUS

```
O  M  M  G  U  M  H  B  R  W  H  D  A  C  A  C  K  E  R  W  T
N  V  X  S  N  B  X  I  O  A  B  B  B  O  O  N  I  E  C  N  M
T  Z  N  Z  E  G  S  T  J  N  Z  G  A  I  O  Q  P  J  S  A  G
G  G  Q  W  Q  L  I  C  S  M  E  G  M  A  T  G  P  I  F  B  F
P  M  V  W  I  N  K  H  A  P  U  S  S  Y  L  I  P  S  C  L  F
D  R  V  F  O  Z  V  E  I  Y  L  L  O  V  Q  D  E  U  T  O  C
U  V  N  M  F  A  W  S  H  K  E  W  T  Y  A  N  K  E  E  N  D
R  I  M  J  J  R  P  D  F  V  H  S  D  L  I  O  B  J  P  Q  S
N  R  T  Q  O  J  E  S  T  M  H  C  E  S  S  E  M  P  C  N  Z
K  G  K  T  D  I  C  K  L  E  S  S  K  N  N  S  Y  S  S  R  Q
X  I  Q  J  I  M  L  O  K  P  A  S  S  A  U  L  T  I  N  O  S
F  N  C  F  N  I  G  M  Y  O  F  B  N  T  E  G  Y  E  I  K  H
J  B  U  K  T  U  O  Y  S  S  Q  I  I  C  H  P  X  U  G  I  O
P  R  J  D  H  T  D  V  U  C  A  T  G  H  Y  R  G  R  G  O  R
G  E  R  P  E  T  D  T  C  A  P  C  E  L  N  P  I  B  E  R  T
I  A  I  Y  A  V  A  Z  K  L  U  H  R  D  G  R  N  B  R  P  F
T  K  N  K  S  J  M  D  M  L  J  S  I  U  Q  N  L  C  I  E  U
H  E  M  C  S  A  N  C  Y  Y  V  L  A  N  Y  Y  D  C  N  N  C
C  R  I  M  I  N  A  L  T  W  F  A  N  X  N  U  B  B  G  D  K
A  F  X  N  X  M  U  C  I  A  X  P  S  L  J  W  E  O  L  Y  A
S  Y  J  N  T  U  H  O  T  G  O  Q  S  M  O  C  K  Y  H  X  G
```

BOONIE, NIGERIANS, PUSSYLIPS, SNATCH,
SHORTFUCK, DICKLESS, YANKEE, SUCKMYTIT,
ASSAULT, MOCKY, CRIMINAL, SNIGGERING, CACKER,
BITCHES, INTHEASS, PENDY, GODDAMN, BITCHSLAP,
SMEGMA, SCALLYWAG, VIRGINBREAKER

```
C G J Z G X Q R U K S T R O K E O
C X R R H T U C Y W I H O R E U P K
A H O K M A L O S E R O L D E C B Z
N E S M A R W I L L I E E W T D P B
J R S C G F N Q X U J N S H U D M G
A O E O I U Q G I I A I B Q Y B O Y
V I P C C C S O O J M Z O K O C K U
Y N H K W K R E F J S R N M C F M I
C K E N A E P F U G J L A F H U D U
Q T X O N R L U C M F E A R I C H V
K A P B D F M Y K L O L I T A K M O
Y R B S D S R J I I D F W C T A O V
S A W A S E X Y N W S E L W B X G Y
F L U G A N O B N B Y T A L M X E V
S N E G R O E S U M Q I O K T A K D
N O O K O L W K T R V S T G N D B L
S B B E S Y F P S V P H D O T P E E
I D L N C X Q N I G G L I N G S L A
```

LUGAN, SEXY, STROKE, FUCKER, LESBO, GROSS,
MAGICWAND, HORE, LOSER, COCKNOB, KOCK,
FUCKA, NOOK, HEROIN, NIGGLINGS, FUCKINNUTS,
LOLITA, FETISH, FEAR, NEGROES, WILLIE

```
K N L O P B S E R V A N T X L C D H X
Z D I I S P L F J E M N J I Z Z I M C
H P D C M Y T U R E Z C D V M Q T E W
T I F I R E S U J U T Q S Q Z H O J K
B N D Z A Z B W P O O Y H A Y J I U T
S T R N L G G E R B L T I M T T L Q B
S E E H Q B L A C K O U T C S F E E F
S R N U T F U N G U S W H G U T T K X
I R T S J G L U P O R N O G R A P H Y
X A A S Q F V N G M G Z U J I S M D Y
H C F Y C F H G M C C Z S H A R D O N
O I U D A I X N K M U D E K P N F O K
Z A C E W T G P S R M D X G M E C Q A
Y L K C U A I L L Y M E V A J F W H N
S A J R I V S E Q F E W A Z A C U M Q
T I Y P A H S G G X R D I X K N R R G
E E A T P U S S Y K T L B R O V X M N
O F G B Q Y X X M A S S N I G G E R I
R S F H S T T K J T A U S S H D F C I
```

JIZZIM, DIX, FOK, RENTAFUCK, SHITHOUSE, CUMMER, POO, EATPUSSY, JISM, PORNOGRAPHY, CUM, SERVANT, FUNGUS, HUSSY, ASSNIGGER, BLACKOUT, TOILET, INTERRACIAL, FIRE, HARDON, NLGGER

```
W  S  V  L  S  N  O  W  B  A  C  K  V  U  C  B  U  H  A  F  B
S  Q  N  R  A  J  S  N  X  S  C  W  K  J  J  O  J  S  J  U  M
I  U  N  T  E  E  Z  G  G  S  H  G  N  O  O  E  Y  K  Y  C  A
Q  A  V  F  Y  I  U  N  Q  G  T  O  O  G  Y  Q  U  A  I  A  B
N  W  F  C  E  M  N  E  K  R  Y  D  B  S  Q  Y  C  N  C  W  P
A  N  T  R  F  W  S  G  N  N  Y  A  E  M  W  X  D  K  W  E  O
P  L  V  X  U  B  D  R  A  A  R  M  N  E  G  V  V  Y  F  L  M
C  T  R  O  T  Q  E  O  G  F  K  M  D  A  M  A  F  E  L  L  M
U  G  B  F  M  V  A  E  M  K  I  I  U  E  P  F  S  G  M  B  Y
N  E  F  T  V  D  S  R  A  F  G  T  B  A  R  F  Z  A  L  O  I
T  S  Y  H  L  L  Y  U  B  Y  X  C  O  K  O  N  D  U  M  P  Z
F  Q  M  R  R  Z  S  F  N  Z  T  B  Q  K  D  S  Q  P  K  L  E
U  J  A  E  K  H  L  U  O  C  D  F  A  R  T  Y  O  N  W  S  E
C  F  S  E  I  M  U  K  Q  H  O  T  F  A  I  R  Y  K  A  P  N
K  Y  S  W  O  H  T  S  H  I  T  O  U  T  O  F  L  U  C  K  Z
G  B  L  A  K  Y  X  O  I  N  C  U  J  B  I  G  A  S  S  K  Y
M  F  I  Y  D  X  K  B  C  V  P  W  E  J  O  T  A  W  X  H  N
V  B  C  F  O  O  T  S  T  A  R  L  N  K  C  X  N  V  L  Y  O
E  E  K  K  U  B  R  E  Z  T  L  F  R  O  D  F  G  J  W  N  S
Z  Z  Y  H  W  O  W  X  B  K  N  O  T  U  J  P  R  V  X  V  D
D  N  E  G  J  W  H  O  R  E  F  U  C  K  E  R  Y  X  W  B  Y
```

ANGRY, KONDUM, ASSLICK, FARTY, BARF,
THREEWAY, WHOREFUCKER, EASYSLUT,
SHITOUTOFLUCK, CHIN, SKANKY, SQUAW,
SNOWBACK, FAIRY, BIGASS, KNOBEND, POMMY,
FOOTSTAR, CUNTFUCK, GODAMMIT, NEGRO

```
R L T H I T O R G I E S K S Q W F Y
E L T I T G P H D B L K N H S P V B
P G Q Q V B C R A S H G W S I E P C
U C V Y C R E E S T I E W E X C C P
B G Y I A C H R I S T N L X T K L C
L S F A S T F U C K Q R N S Y E Z A
I E F V D M U F A G H T D L N R Q S
C P N Z Z H J F W V O L I A I W K S
A P Y V S H O O T C I C S V N O U P
N O F O O T F U C K Z Q E E E O N I
F R M E S N R M B V J I A P O D T R
M O K J H Y G Y F C M Q S L C W M A
Y X A S P U B I C L I C E D V H Z T
O Y K G Q B E X E C U T E P Q C F E
I W S R N O T U Y J X A Y P E P O Z
A A P Q Q O S V O W I C B T F T X G
H S M A A M U Z U X E B U N G A I Y
I K C T N W M C Q B A Q Z C W U L G
```

EXECUTE, CHRIST, SIXTYNINE, SHOOT, TIT,
DISEASE, KUNT, REESTIE, ORGIES, FOOTFUCK,
CRASH, SEPPO, FAG, PUBICLICE, SEXSLAVE, BOOM,
FASTFUCK, BUNGA, PECKERWOOD, ASSPIRATE,
REPUBLICAN

```
T T X S O F I T M F H O U M P D D H B
R D E H A U V U O A Q F N Q B O L Z H
O J W I S C V R L Y Z U D U B G P Y K
T E H T S K K N E L A C B H K G T I W
S S O F C P B O S L E K P Q Y Y E W V
X U W A L I E N T E C F M N X S F L I
Q S E C O G G B A S A A I I H T S B W
B C E E W Y C U T B I C S T X Y H S B
L H N D N D K X I A F E M T K L I A L
J R I B K B Y A O Y O J B I Q E N A X
A I E X E S X I N N Z W Y T J S O Z P
G S N P M A S S B A G G E R A S L N O
O T K F R Z O D C M J L Y X S J A N O
B G A N G B A N G E D B P B S S B I Z
S G H T B X L J J M S I F A H W N G E
P I K E R W Y Z H X E S D G O V A G H
N X B V G V V E N V C I G G L X G A N
D A X U N J N U S L W I A Q E I M R X
H Q O M G G A T O R B A I T O X F D T
```

ASSBAGGER, GANGBANGED, PIKER, GATORBAIT,
TROTS, KY, FUCKFACE, FUCKPIG, NIGGARD, WEENIE,
LESBAYN, HO, DOGGYSTYLE, SHITFACED, ASSHOLE,
TURNON, ASSCLOWN, MOLESTATION, SHINOLA,
JESUSCHRIST, NITTIT

N A A Q B R R X C J H S C U N T L I C K
K S N O B E O K K T H U P X R V F T W M
I R A D W A S Z J N P J G H E E R B M C
G N L M C R O T C H R O T C P T P V F H
G V S N A E P Q Y X M D Z M E L N G P D
E B E Z S N V A L L A H X O N Z M S Y M
R J X S S T D A S S M A N T I O T N M I
A B S M M R Y H H Z S H N H L G R Z L W
R O U R U Y L O V E G O O E E Z L Q U U
F R V C N C C C K G U N E R A N U S P L
I C I O C G B M P Y R K N F Q Z P Y A G
E R A M H A N U E K I D B U B Z O C L H
B M A M E T E F N O N U F C P P K R E G
I N I U R G G F T K E A J K S H I T S O
S I K N Z G R L H H L N D E G O H P I X
D G Z I N F O I O S R I T R A Z I N M U
V G C S G K I K U L R V A H Z H P Z I O
J O B T V Z D C S O N O P H K L Q W A S
S R O F N P K E E N H R N N U W H L N I
Z C U G S V H R M Y T N D B Y N B R W G

MOTHERFUCKER, REARENTRY, COMMUNIST,
CUNTLICK, LOVEGOO, PENTHOUSE, ANALSEX,
KIGGER, NIGGOR, PENILE, CROTCHROT, ASSMAN,
MUFFLIKCER, ASSMUNCHER, URINE, HONK, ANUS,
ALLAH, NEGROID, SHITS, PALESIMIAN

```
W  J  H  B  O  R  A  L  U  X  O  Z  Q  O  S  Q  Z  U  F
O  H  O  T  T  O  T  R  O  T  V  A  X  R  M  R  B  M  R
J  O  H  N  K  B  B  W  I  C  R  A  C  K  W  H  O  R  E
I  Z  T  Q  V  Z  N  S  M  I  N  O  X  D  N  V  B  K  V
Z  Z  T  E  R  R  O  R  G  D  H  Z  C  B  O  A  N  U  Q
M  I  P  K  R  C  Y  T  D  F  R  E  H  I  N  C  E  S  T
T  H  U  M  U  M  O  T  H  A  F  U  C  K  A  Z  O  T  W
J  P  G  S  G  B  C  S  N  B  E  A  S  T  A  L  I  T  Y
M  E  A  T  B  E  A  T  T  E  R  A  Z  I  R  D  L  I  M
U  X  G  K  O  R  O  A  C  H  P  Z  I  F  L  X  O  Z  O
Q  S  W  A  J  G  Y  J  K  A  F  F  I  R  L  O  A  W  T
D  H  D  C  U  I  R  A  D  L  P  U  5  5  I  R  D  P  H
O  D  V  T  Z  N  S  Y  V  O  P  T  P  H  W  G  E  R  A
G  B  B  T  L  Z  B  V  L  V  S  Z  L  D  X  A  D  F  F
B  S  A  C  P  O  R  V  L  E  F  M  S  E  F  M  G  I  U
P  O  R  N  W  T  Y  X  H  B  E  S  Y  V  C  E  U  R  C
V  I  B  R  A  T  O  R  A  O  A  V  T  I  B  Y  N  D  K
W  K  T  E  N  H  G  O  F  N  F  Y  E  L  F  V  D  L  A
V  F  I  S  T  F  U  C  K  E  D  M  C  B  W  X  W  O  Z
```

ROACH, VIBRATOR, HOTTOTROT, PORN,
CRACKWHORE, MEATBEATTER, PU55I,
MOTHAFUCKA, MOTHAFUCKAZ, ORAL, GINZO,
BEASTALITY, DEVIL, ORGA, KAFFIR, TERROR, JIZM,
LOVEBONE, INCEST, LOADEDGUN, FISTFUCKED

```
G  C  Y  B  E  R  S  L  I  M  E  R  Q  Y  Y  B  K  Q  Z
W  Y  M  P  P  Y  K  K  U  M  M  E  R  A  X  I  U  H  O
V  H  H  I  U  C  O  Z  E  T  B  O  O  T  Y  S  H  O  F
R  H  G  C  S  Y  M  A  S  S  F  U  C  K  A  E  G  B  O
Z  O  C  C  S  Z  V  G  X  S  J  X  C  S  P  X  J  V  L
O  G  M  A  I  P  R  O  P  A  G  A  N  D  A  U  E  O  V
G  J  Q  N  E  C  F  I  S  T  I  N  G  J  Z  A  O  T  Q
W  Z  O  I  S  H  I  T  L  I  S  T  H  P  U  L  D  X  X
O  N  K  N  S  I  I  M  X  Q  P  W  C  O  O  L  I  E  E
X  W  C  N  M  J  O  N  L  Q  A  P  O  O  P  E  R  M  D
B  R  O  Y  N  P  A  P  O  O  N  T  A  N  G  H  V  O  K
H  W  C  W  X  Q  X  R  J  F  W  O  G  L  M  B  W  U  U
N  G  K  N  A  C  Y  I  D  L  L  P  Q  M  D  L  F  O  Q
R  G  H  A  E  T  O  G  S  Y  N  E  H  J  Y  B  K  V  S
W  R  E  Y  X  O  Y  G  X  K  S  C  B  A  N  G  I  N  G
O  R  A  Q  F  Z  U  E  U  M  P  K  B  L  B  N  Y  R  L
L  H  D  L  L  T  Z  R  H  O  L  E  S  T  U  F  F  E  R
E  A  O  X  D  Q  U  B  R  E  A  S  T  C  Z  J  A  M  P
Y  B  Z  X  M  F  O  T  J  I  G  A  E  X  L  V  E  D  G
```

JIGA, BREAST, SHITLIST, COOLIE, RIGGER, BOOTY,
COCKHEAD, WOG, POONTANG, BANGING, BISEXUAL,
PUSSIE, CYBERSLIMER, FISTING, KUMMER,
HOLESTUFFER, PICCANINNY, PECK, POOPER,
PROPAGANDA, ASSFUCK

```
F  D  Y  U  F  U  D  G  E  P  A  C  K  E  R  S  X  W  N  C
K  S  J  W  O  U  R  M  N  F  T  S  U  N  F  Z  J  X  F  W
Q  J  A  C  E  B  C  H  R  I  S  T  I  A  N  O  R  D  V  C
N  E  L  T  R  A  N  S  E  X  U  A  L  D  K  Y  E  B  W  D
J  F  I  W  R  L  Y  F  W  I  L  L  I  E  W  A  N  K  E  R
V  Z  Q  H  U  D  E  E  P  T  H  R  O  A  T  S  B  V  J  F
B  K  U  J  X  Q  X  S  C  R  E  W  B  X  H  E  A  Y  K  F
C  Q  O  C  G  F  S  P  U  Z  X  P  S  T  Y  X  L  R  T  U
N  P  R  X  Q  K  C  M  B  T  D  G  I  J  F  U  R  S  I  C
L  I  M  E  U  E  R  O  M  C  Q  X  W  S  M  A  F  V  T  K
Z  M  G  D  Z  S  O  R  Q  N  C  P  G  D  R  L  F  L  T  H
Q  P  O  V  P  O  T  O  K  W  R  D  I  Y  T  L  U  C  I  E
O  J  N  L  S  Q  U  N  W  O  A  X  C  M  L  Y  C  O  E  A
E  U  R  R  K  N  M  H  M  M  P  T  G  M  L  Y  K  Q  S  D
H  I  V  I  F  M  I  L  F  E  P  A  V  U  J  S  F  V  O  A
A  C  K  P  E  Q  D  S  C  N  Y  R  O  B  T  T  R  V  F  W
V  E  A  D  P  Q  L  H  G  S  U  B  M  D  T  E  E  R  U  N
F  A  N  F  T  W  A  N  K  E  R  A  R  F  H  T  A  N  F  G
J  A  C  K  O  F  F  P  I  L  V  B  S  J  I  C  K  S  K  I
H  A  S  S  H  O  L  E  Y  L  Q  Y  J  U  K  P  N  D  G  F
```

WANKER, TRANSEXUAL, SEXUALLY, SCREW, MILF,
CHRISTIAN, TITTIES, WOMENS, CRAPPY, TARBABY,
WILLIEWANKER, PIMPJUICE, LIQUOR, MORON,
FUCKHEAD, ASSHOLE, FUDGEPACKER, JACKOFF,
SCROTUM, FUCKFREAK, DEEPTHROAT

```
E  Z  Q  V  P  R  O  C  O  C  K  Q  U  E  E  N  J  D  K  A
X  L  C  H  E  R  R  Y  P  O  P  P  E  R  D  P  E  M  P  H
E  E  D  I  D  D  L  E  O  K  W  Z  F  W  H  T  W  Z  E  A
C  J  D  E  Z  U  D  G  S  H  J  X  Q  V  W  M  O  T  N  Y
U  S  O  X  E  W  Z  M  F  L  K  M  G  J  F  A  I  L  E  D
T  I  T  E  G  F  U  U  P  E  E  F  H  S  M  M  S  A  D  A
I  N  I  X  K  F  B  I  Z  Y  U  L  H  H  B  J  K  U  K  S
O  P  F  G  G  N  I  A  C  N  E  R  B  D  E  T  G  S  F  O
N  E  A  U  S  T  R  A  L  I  A  N  O  Z  A  C  U  M  L  J
E  N  L  V  A  F  B  N  Z  B  X  U  C  H  I  N  A  M  A  N
R  I  D  B  D  U  P  B  J  F  E  L  T  C  H  E  R  S  X  C
J  5  X  L  S  C  H  D  O  U  V  Z  B  X  E  I  P  P  V  S
Z  Y  E  I  N  K  E  A  T  B  A  L  L  S  N  U  Z  I  M  O
K  E  I  N  I  F  B  E  W  H  C  M  S  Q  E  J  I  K  D  D
U  X  Q  D  P  R  I  H  W  R  C  G  C  K  M  P  D  D  G  O
E  W  U  N  E  I  G  R  E  K  Z  J  Y  B  A  B  M  K  R  M
F  D  W  O  R  E  B  N  I  G  G  A  R  D  S  V  W  C  B  I
U  I  Q  A  A  N  U  N  A  V  A  S  S  L  I  C  K  E  R  Z
Z  P  E  U  D  D  T  C  B  U  I  S  J  A  Z  P  C  T  U  E
V  W  D  Q  E  E  T  J  N  X  Q  B  X  V  A  N  S  I  A  K
```

AUSTRALIAN, JEW, CHINAMAN, FAILED, SNIPER,
ASSLICKER, ENEMA, EATBALLS, DIDDLE, PENI5,
COCKQUEEN, BIGBUTT, SODOMIZE, SPIK,
FELTCHER, FUCKFRIEND, NIGGARDS,
EXECUTIONER, PEE, BLIND, CHERRYPOPPER

```
Z  J  M  A  E  P  K  K  N  I  N  K  W  P  B  W  W  H  S  L
Q  M  Q  S  H  U  C  V  G  P  Y  B  O  L  L  O  K  L  H  F
L  M  I  S  H  N  G  A  N  G  B  A  N  G  E  R  Z  F  Z  U
T  R  Q  M  Z  T  A  M  A  S  T  U  R  B  A  T  E  M  B  V
I  S  F  U  X  A  S  P  A  O  O  L  E  E  T  U  T  N  A  Y
T  W  U  N  O  N  S  W  O  E  N  L  S  O  T  G  Y  W  S  Z
L  D  C  C  D  G  L  D  M  O  R  J  G  F  P  V  H  U  B
O  F  K  H  M  L  I  R  O  P  B  V  R  M  Z  Y  D  O  S  A
V  N  E  E  Q  H  C  N  T  Q  T  T  J  L  C  L  I  R  S  C
E  B  R  R  O  E  K  Y  H  H  I  N  P  U  5  5  Y  I  R  K
R  H  S  K  A  N  A  K  E  C  T  U  V  X  M  X  B  S  U  D
Z  F  A  R  T  E  D  L  R  J  T  M  L  Z  G  B  N  K  S  O
I  Z  F  M  U  K  J  Y  F  A  I  P  Q  O  I  A  W  V  S  O
V  E  N  X  F  K  F  L  U  E  E  B  K  M  F  L  Q  E  K  R
D  O  S  G  X  S  E  O  C  M  A  S  T  A  B  A  T  E  I  M
J  Z  R  R  P  J  L  P  K  D  V  A  R  S  E  H  O  L  E  L
O  D  X  R  F  U  D  G  E  P  A  C  K  E  R  V  W  S  V  J
R  E  M  A  I  N  S  X  D  R  R  O  U  F  T  T  O  Y  K  M
J  Y  X  Z  I  G  A  B  O  Z  O  F  V  T  T  W  C  U  C  X
R  H  T  A  D  L  C  U  I  S  V  F  C  G  G  U  X  L  M  W
```

FUDGEPACKER, ZIGABO, PU55Y, GANGBANGER, KANAKE, ARSEHOLE, PUNTANG, RUSSKI, UK, REMAINS, MOTHERFUCKED, TITLOVER, BOLLOK, MASTURBATE, FUCKERS, ASSLICK, MASTABATE, TITTIE, BACKDOOR, FARTED, ASSMUNCHER

```
J  K  M  I  I  Z  X  H  O  M  O  A  R  F  V  F  N  K  H
G  X  S  F  E  L  C  H  E  R  W  D  O  R  M  U  O  C  P
L  K  D  I  U  H  A  U  E  Q  X  O  S  A  A  C  K  P  D
R  E  C  X  F  E  C  E  S  D  O  W  B  D  E  K  F  X  I
E  A  S  F  U  C  K  E  R  F  M  X  I  G  E  J  I  Z
I  I  Z  C  Y  Z  U  N  A  U  A  N  E  C  E  D  B  M  B
A  H  L  A  X  R  Q  P  O  G  M  I  B  A  T  U  I  L  S
R  U  G  W  B  L  O  W  J  O  B  K  X  L  B  P  S  Y  L
J  I  G  G  E  R  F  W  M  J  T  Y  H  Q  W  Q  G  P  G
L  B  L  X  P  L  E  N  P  F  A  S  H  I  T  T  E  R  G
O  Q  W  D  E  F  A  J  E  O  N  R  P  I  S  S  E  R  H
V  U  P  G  I  Y  S  D  F  S  T  A  P  Y  A  I  D  W  O
E  D  A  M  N  A  T  I  O  N  R  D  P  Z  N  I  B  S  R
R  Z  I  P  D  N  C  P  N  N  A  F  D  D  I  U  N  G  S
O  C  E  D  U  I  X  S  H  W  X  O  A  N  G  B  O  D  E
C  C  P  F  S  G  B  H  B  J  E  E  Z  K  R  L  Z  S  S
K  R  E  G  O  G  J  I  M  S  S  N  L  J  A  V  L  S  H
E  F  S  H  T  A  Q  T  N  P  D  R  F  A  T  A  S  S  I
T  A  Z  X  J  H  K  U  N  N  I  L  I  N  G  U  S  A  T
```

JIGGER, DIPSHIT, JEEZ, DRUG, SHITTER, FECES,
HOMO, TANTRA, NIGRA, HORSESHIT, NIGGAH,
ASSFUCKER, DAMNATION, LOVEROCKET, FATASS,
PISSER, RADICAL, FELCHER, BLOWJOB,
KUNNILINGUS, FUCKEDUP

```
T R Q M E A J K U R E D N E C K R K
A L P T S A B O R T I O N L O O P K
J T G M K R L W H I T E T R A S H I
V U D I L D O J P M L P F E R T M S
C H T W C U V T N I G G A R D L Y S
C W A X Z P E C H A R C G O D X T A
W A X X Y V P O A L S U C K M E Z S
S Y V Q C D I C F R E A K F U C K S
V S A H V S S K Z F X S A X L N I D
Q L T Y A A T S K K B Y A T C H L T
T U K N G D O U X Z K I N K P G L C
D T B O I O L C W L M P W H D C S K
D W J O N M Y K E Z G I V E H E A D
E H G K A G Z T O W E L H E A D M Q
W O A E G I R L S N L B K U E U W D
L R A Y L C O T S E U M J J B D Q C
X E X G Y R W Z Y Y K V D T R U P A
T P G L T Z P L D M Y H E B B E T X
```

GIRLS, NOOKEY, TOWELHEAD, GIVEHEAD, KINK,
NIGGARDLY, KISSASS, COCKSUCK, BYATCH, VAGINA,
ABORTION, DILDO, LOVEPISTOL, REDNECK, KILLS,
SADOM, SUCKME, WHITETRASH, SLUTWHORE,
FREAKFUCK, GOD

```
X L H A J V T V T H P I S S I N V B E V L
J U A G B U R W E T R U R I J I A P O K W
U F R A U D Y Z A I C E O S J B K K R F Z
Z P U N U J I A M Y S H I T E D O B Z O L
A O I G Y K S A U S D Y J N S V A K Y P E
P O N S U C R C S I X F N A U M K D R C Z
B P B T B V A M L R H I W K S H V V O O Z
G E R A I J E Y I F Q S R F A I B G B C O
Y R G W L M L U M J S T X U H J Q Y U K I
R S G M A X I I X X H F C J P W K M T S K
W C P C F A M T O R T U R E R Q F V T M S
P O T X I B D Z U V Q C W U D R D H P O B
Y O P B B O N D A G E K I S A N I D I K A
T P S B X E U C S P Y I F B K E D X R E A
Z E P G T W I N K I E N Y R C F G A R R
D R I P E G W R A M P G U Q B F F L T E M
N W T Y F R Q U O P T H F O T Q O K E I E
Z R T R A C I A L J T Z A Z M N S Z R O H
H R E T R W E R H U C R A C K P I P E Q I
I D R O G Z S I G I V I B R K Y W R A O S
G H R F V S J I X C F D S A S S C L O W N
```

GANGSTA, TORTURE, SPITTER, PIMPJUIC, BONDAGE,
TWINKIE, VIBR, POOPERSCOOPER, BUTTPIRATE,
MUSLIM, FRAUD, PISSIN, FISTFUCKING, JESUS,
LEZZO, ASSCLOWN, RACIAL, ISRAELI, SHITED,
COCKSMOKER, CRACKPIPE

```
H M A W U B K Z O J D O Y G P E W I K D R C V I
E A U N Z Y Z V K G A S M S Q H O H U I X J C H
R T Q T F J X D F N P G D T H E D K I Y K I A D
P T G U H A U J L G V A Y R P L M T P W L K H P
E R B H P B S Y T Q C A C O K L H H C Q U O G U
S E V N M J R U E A J K O K E C E G X E H A B C
B S I P G H C Y M N H T W I B E G B G A Y S E X
L S S Z Y E X E U D I H R N Y I A S R H O M R F
T P J M R E E F E R R B E G M R S T I O X Q N F
E R K Y L S O T B P Z Z X C J U Z G F B K H G Y
Z I N G G L T I R A H A M A S X F K A P P Y X H
B N U M G Y S M F A V L N M Q L B P E T T M C C
N C J P E R I O D P S F R D O H D F C N O N Q I
J E W V O Y P R H U O U L S Z O N R E X N O F D
K S M W V X A U Y S B C S O D O M I S E V O C A
L S S M A C K N M S I K M C C O G X V W Y K P U
B L V L W P Y W P Y N R E B U R I E D A V I D B
L L C B T I X I I E O A R D C O C K Y O E E Q H
B K V B V M V B Y A R R G D G Q J I G G Y S C W
C V A U L P Z P T T N A W D O O D O O W W S Y M
I S U F F E C D U E X I K T G P G Y W G Y Z N Z
M P D P M D J X K R L Y J H T T H G B U A W Q Q
D R I P D I C K C W T D E W O L F T X U Y Z F Y
P P V J Y W J T T P D R N U K E C C I Y W P I J
```

JIGGY, DRIPDICK, BURIED, NOOKIE, GAYSEX, HAMAS,
COCKY, PUSSYEATER, FUCK, SODOMISE, DOODOO,
SMACK, NUKE, HERPES, REEFER,
MATTRESSPRINCESS, FAECES, HELL, STROKING,
PERIOD, PIMPED

```
I Y K S Z U P W Q O R P O W P Y F L S E
S C H W D M A N P A S T E C G N J W M E
R M T U E B I J L O X V E A P K B Q A E
A B U T T F U C K E R X C A R M U C A B
E Q T G N A S S L I C K E R M O G R N U
L J G C R I M I N A L S X L O Q G O W J
S Z I Y F U C K S M D J L M T N E T E S
D P X Y F I D M Q A C N M R H O R C D I
P S W A S T I K A N C S A X A H E H I V
S V P P Y Q R I D H O X O Y F R D J E W
P R P M E N T J D A N P Z E U D N O O I
I Y U W K K Y J L T D K N K C G I C M G
G E Z H B J U N R E O E R H K T G K L G
E K H I Z X H K S R M X L X I S M E Z E
T N O G G M C O C K T A I L N G P Y E R
Y U T G Y J C R I M E S Q L G T I U S T
S E M E N B F R Y Y V Z Q B N Z T Y R L
P Z H R E Y L B X H V D P F N U W C N A
H P J J F N H P H Q G Y O G J X P N B S
X E S K B S F U C K I N R I G H T Y V C
```

COCKTAIL, CRIMINALS, FUCKS, FUCKINRIGHT, DIE,
BUTTFUCKER, CROTCHJOCKEY, WIGGER, SEMEN,
WHIGGER, SWASTIKA, CONDOM, ISRAELS, DIRTY,
BUGGERED, LMAO, MANPASTE, ASSLICKER, CRIMES,
MANHATER, MOTHAFUCKING

```
B  G  P  E  C  M  P  L  U  R  L  Z  T  D  R  J  G  V  A
H  K  S  H  F  Z  P  S  N  I  G  G  E  R  E  D  X  P  I
H  H  D  W  B  S  O  T  A  G  B  S  I  K  H  U  S  K  Y
B  E  A  N  E  R  S  P  M  B  G  W  H  H  L  B  Q  B  Y
G  X  J  A  Y  K  S  H  H  I  T  E  E  I  I  A  D  R  I
Y  M  U  S  M  E  H  U  P  Q  P  E  B  T  B  N  Z  T  I
Y  G  N  S  Z  F  Y  N  I  U  F  T  E  L  I  U  H  W  H
Z  X  G  A  Y  U  M  G  S  F  A  N  L  E  D  P  S  O  B
C  E  L  S  Z  K  E  K  T  D  A  E  I  R  O  K  Q  N  Y
I  D  E  S  M  S  N  Y  O  C  M  S  O  I  W  P  G  K  S
H  R  B  I  L  L  Y  M  L  Y  W  S  W  S  N  O  T  U  V
C  Q  U  N  B  I  C  U  R  I  O  U  S  M  C  D  B  M  S
D  M  N  X  V  V  L  C  G  M  Z  W  L  Q  U  M  B  J  A
V  S  N  H  T  D  A  Y  K  D  Y  D  G  E  V  V  L  P  H
V  C  Y  T  S  P  E  R  M  B  A  G  K  V  X  J  U  F  Y
S  X  G  O  X  C  U  M  J  O  C  K  E  Y  M  O  G  M  D
B  C  V  Q  T  W  X  N  S  Q  F  E  V  M  H  Z  X  G  S
A  Y  N  W  J  M  E  V  A  S  S  H  O  P  P  E  R  O  F
Z  Y  C  O  V  A  T  T  P  N  V  V  Y  A  B  S  W  M  S
```

SNIGGERED, ASSASSIN, BEANER, FUKS, BICURIOUS,
CUMJOCKEY, HEBE, PISTOL, JUNGLEBUNNY,
HITLERISM, HYMEN, SWEETNESS, ASSHOPPER,
SHHIT, KUM, PHUNGKY, LIBIDO, SPERMBAG, SOB,
SNOT, HUSKY

```
P L R D J D G J F J G D E V C K S M U
W N O T E S T I C L E G X C S T F Y C
L P U D D E K D T C J X E G T S H B O
I X H U M M E R E P Q Y T F G B S Q E
I W K X G W K J B R E A S T L O V E R
Y P U B E F S F V I U C P C G D T M M
C A N C E R V U L C Q L M Z M Q U Z L
V D I I I A B L A C K M A N Z X T F I
P N T F X R L C H O E S N I H V F D E
F F W S P E R M A C I D E T C I U P P
U L O Y D Z D T O V S L F H H Z C M W
C Y B Y D R U N K M Q K R I I H K A H
K D I B S T P E N I S E S C J K K B M
A I T M K U R I N A R Y H K A F N M F
B E W F H V I R G I N D V L C L O R V
L B H M A S T A B A T E R I K D B R M
E B O G A Z F K Q I E A L P D K L Y F
O S R E G P Z O X B B T Z S X W Y J J
C F E H Q T P Z F C S D E V T A V O X
```

BLACKMAN, PRIC, PENISES, HIJACK, THICKLIPS,
PUDD, URINARY, TESTICLE, MASTABATER,
SPERMACIDE, BREASTLOVER, DRUNK, CANCER,
TWOBITWHORE, FLYDIE, VIRGIN, HUMMER, PUBE,
FUCKKNOB, FUCKABLE, HOES

```
P N B I S O N O F B I T C H G S Y C N J A
I D D A Q W J E H N R R H O R K F U Z P
K U C O C K F I G H T W O X O R O F Z Q R
Y T E M U R D E R F N W V H K R Z Q W S X
Q K X A U Q C X U M W I B P J H E P T N V
P M C E Y B R J E O L M R U G H K M J Q Z
Z K Q F R F R Y J T L C X D S E X J X O R
E J A C U L A T E H T C E O M R C G O Z B
Y Z Q F F E E P S A N O E P U E M A D Q B
C S O O V V X S A F N P V L A C M L L B R
F U C K I T T L M U F U Z K M T R T A S T
K A A D J L S N C C Q L Z E M I G K S H Y
N T S P E N I S K K V A P F U O S Q I Y Y
A Q S H E D K Y D I M T O A R N P D Y Z J
C G R O Z Z P H A N Q E H E E B O D X B P
T C A R O X E U D G T W K S V M O X S J I
Q X N A A K V O D S S U S K U X G O P T Q
A D G 8 G C W I Y M O L E S T L E A U S F
I Z E S K H G T Y C L I T O R I S X N E O
Q T R K Q O A O I F K N I G G E R X K S U
E D P R O S T I T U T E O U R B Y J Y V W
```

MOTHAFUCKINGS, PROSTITUTE, COPULATE,
ASSRANGER, SPUNKY, GOOK, EJACULATE, PIKY,
ERECTION, SAMCKDADDY, MOLEST, RA8S, PENIS,
COCKFIGHT, SPOOGE, MURDER, FUCKIT, CLITORIS,
HEEB, SONOFBITCH, NIGGER

```
P O R V O P N B D A M G S F T I W O B F H
U O F L M A Y R D O N F A G M E F S X V C
C P W I H N W E R P S Q S J E B U S R G M
H U H C E S V A J L H K S V C Q U H S U E
M E O A I I O S X T A W M Z Y X C I W E P
S X R Y C E E T U H G J U D B R K T A R U
I X E A R S G J E X B H N J E A Q F B W U
R A N B F S Z O C N W U C L R P N A V U M
B R X Z U J D B Q Q F M H X S I B C T U C
A Z E C Z Y D S E X U A L E E S D E G Z O
R A S S A S S I N A T I O N X T K L L A H
E X I J T W O R C W A G S H I T F U L L O
L P X H C W W W V I W M T H R B B D F E M
Y J H L T M Y G X R T E R R O R I S T K O
L H D B U M B L E F U C K P W B U T I X B
E T K E K Q V S Z E P O C H O Z R O Z P A
G P Q A L W E Z G Z A F D C H I N K Q H N
A X W B P R Q Z J F G U Q E A Z E P W A G
L B F Y Z W I B F S M R T W O I Y M T O E
S V X V G T N T X H A V C Y Y H A C F F R
P N B G K A S I A R G I E U W S I D Q N S
```

CHINK, BUMBLEFUCK, POCHO, SEXUAL, JEBUS,
SHITFULL, WHORE, TERRORIST, SHAG,
HOMOBANGERS, FUUCK, WAB, CYBERSEX,
BREASTJOB, BARELYLEGAL, ASSASSINATION,
SHITFACE, ARGIE, PANSIES, ASSMUNCH, RAPIST

```
W  U  V  Y  D  B  H  X  M  C  F  O  C  U  F  W  I  Z  B  A  G
A  A  X  O  V  A  Q  E  P  A  D  Z  H  W  L  Q  C  Y  A  B  O
E  S  L  A  V  E  Y  T  D  R  W  H  F  T  A  L  H  H  I  M  I
I  U  S  H  C  D  L  K  O  P  G  F  E  T  T  I  A  H  D  A
C  U  M  B  U  B  B  L  E  E  W  X  K  I  U  D  N  S  O  U  L
B  R  F  L  E  Z  B  E  F  T  P  I  J  T  L  E  E  V  R  D  J
P  O  T  U  C  O  F  F  F  M  R  C  D  E  E  P  S  X  T  J  U
H  P  V  H  O  W  F  T  R  U  X  R  F  Y  N  J  E  Y  X  W  Q
S  F  X  M  N  O  W  M  F  N  K  I  K  J  C  Z  D  L  X  H  V
L  R  I  X  S  N  V  P  G  C  J  M  R  I  E  A  H  Q  K  J  E
O  K  T  A  P  E  I  R  L  H  M  E  A  M  A  S  S  W  I  P  E
P  C  L  Z  I  Y  Q  I  O  E  W  R  L  Q  O  X  X  K  I  P  D
E  T  C  O  R  G  O  C  P  R  O  T  E  S  T  A  N  T  U  H  Y
H  B  Z  H  A  P  A  K  G  Y  Q  J  P  C  K  D  L  H  V  A  F
E  O  R  L  C  S  D  H  X  W  B  K  B  B  U  P  F  D  Z  F  F
A  M  F  V  Y  J  X  E  X  R  K  E  P  A  Z  J  K  S  S  A  X
D  B  T  Q  C  Q  V  A  F  M  U  K  F  P  Q  X  S  G  X  I  I
H  E  A  R  A  B  A  D  D  C  J  W  P  W  F  F  V  Z  W  R  B
T  R  Q  J  C  S  P  I  C  K  D  U  Z  X  T  C  W  W  A  I  L
K  S  P  T  R  J  R  R  N  F  A  S  S  B  I  T  E  S  K  E  D
Z  C  H  J  V  E  N  Z  W  X  I  O  C  A  F  R  I  C  A  S  D
```

ARAB, SPICK, PRICKHEAD, ASSWIPE, POT,
CONSPIRACY, FLATULENCE, SLOPEHEAD, ABO,
CHINESE, CRIME, HAPA, LEZBE, AFRICA, FAIRIES,
CARPETMUNCHER, SLAVE, CUMBUBBLE,
PROTESTANT, ASSBITE, BOMBERS

```
J  J  H  C  I  N  U  D  L  L  Q  X  Z  G  I  I  X  G  J  I
P  E  H  Z  L  X  H  M  W  H  I  L  L  B  I  L  L  I  E  S
W  H  I  T  E  N  I  G  G  E  R  K  P  S  A  W  P  I  R  V
Y  B  U  C  O  A  A  Y  F  O  Y  O  S  U  X  I  N  B  C  C
X  Y  K  I  L  L  S  B  B  C  Z  T  Q  A  Q  G  S  P  K  H
V  E  M  W  P  T  S  O  I  V  C  E  E  V  E  E  C  P  Y  I
O  Y  Q  U  I  L  E  O  K  Z  J  X  A  S  S  M  U  N  C  H
P  F  P  D  S  M  S  N  D  Y  E  F  L  Y  A  Q  W  F  Q  B
Q  G  N  P  S  N  I  G  G  A  R  D  S  V  R  V  W  Z  Q  F
R  O  H  M  E  K  H  A  O  Q  Z  W  U  N  R  W  R  A  D  T
K  L  X  G  S  O  Z  B  R  O  E  R  A  P  E  N  T  I  T  S
G  D  L  J  G  R  O  U  D  B  X  S  R  M  L  V  W  O  W  K
P  E  F  U  C  K  E  D  O  G  P  A  K  K  H  S  W  V  A  E
V  N  H  C  D  R  N  T  G  J  L  J  H  I  Z  Y  Y  Z  T  U
W  S  X  P  Y  H  X  W  O  S  O  A  A  S  S  H  A  T  N  G
V  H  K  U  O  A  T  U  R  T  S  D  U  N  N  L  R  B  J  X
C  O  M  K  M  R  M  V  G  A  I  P  O  R  N  K  I  N  G  Z
V  W  U  E  L  N  K  S  Y  G  O  M  V  I  L  S  R  Y  Q  G
A  E  O  P  G  R  Y  G  D  G  N  R  C  Q  C  Q  D  J  A  K
W  R  C  W  M  S  H  V  V  A  P  O  R  N  O  O  T  L  R  R
```

PUKE, ASSES, EXPLOSION, KILL, HILLBILLIES,
NIGGARDS, PORNKING, GOLDENSHOWER, DYEFLY,
RAPE, KOTEX, ORGY, PORNO, ASSMUNCH, ASSHAT,
PISSES, STAGG, TWAT, WHITENIGGER, BOONGA,
FUCKED

```
P  Q  Z  S  A  B  S  S  R  U  S  G  P  P  E  M  S  A  V  T  Y
O  E  L  R  S  U  D  Y  C  L  A  M  D  I  V  E  R  C  H  X  N
H  D  Q  O  M  L  I  C  M  M  O  C  K  E  Y  I  Q  M  H  U  Z
H  S  B  N  T  L  J  R  E  L  H  H  S  F  S  T  G  J  Z  K  V
Z  G  V  B  F  D  A  A  H  E  R  B  U  W  C  L  X  U  Y  D  K
D  R  N  F  E  Y  T  5  O  X  J  M  C  H  R  Y  Y  K  W  A  W
O  U  T  G  H  K  F  H  L  I  D  J  K  C  T  R  A  N  N  I  E
L  S  T  E  Y  E  A  G  E  F  J  Q  O  U  X  L  O  J  H  A  O
F  U  C  K  W  H  O  R  E  U  V  A  F  M  V  I  S  I  H  L  V
W  Y  E  J  H  S  S  D  E  R  G  Q  F  M  U  Z  N  G  I  L  F
G  F  A  T  F  U  C  K  E  R  Y  L  E  O  V  A  J  R  X  I  S
L  A  G  V  Q  H  L  D  V  Q  I  R  P  A  Q  K  R  U  H  G  E
V  Z  O  S  M  M  N  K  R  A  P  P  Y  H  W  F  U  T  R  A  X
K  J  A  D  E  O  V  H  N  E  Q  P  M  F  T  I  T  O  B  T  C
F  P  S  P  I  T  I  P  Z  O  N  J  Y  G  L  S  I  N  N  O  A
P  U  S  Y  F  V  T  F  Y  C  N  O  H  J  J  T  Y  G  Q  R  R
U  N  J  U  N  I  G  G  A  Z  E  U  X  H  H  F  V  U  D  B  R
O  W  F  C  O  O  J  I  Z  Z  U  M  U  C  V  U  I  E  E  A  U
R  J  S  R  U  Z  Y  G  E  O  V  Q  D  F  R  C  F  R  W  I  T
L  E  C  T  T  Y  D  P  F  U  C  K  Y  O  U  K  O  E  S  T  H
Z  O  U  I  S  T  T  N  Q  H  P  G  Z  L  X  J  R  L  Q  W  O
```

CARRUTH, NIGGAZ, KRAPPY, FUCKWHORE, CRA5H,
SPIT, CUMM, MOCKEY, SUCKOFF, BULLDYKE,
CLAMDIVER, FUCKYOU, FATFUCKER,
ALLIGATORBAIT, HOLE, FISTFUCK, TONGUE, JADE,
PUSY, JIZZUM, TRANNIE

```
V  U  C  U  N  T  F  U  C  K  E  R  B  B  J  T  M  L  P
M  T  J  F  U  C  K  T  A  R  D  Q  E  L  E  D  S  J  N
N  N  Y  F  S  D  P  F  N  A  T  O  A  H  B  I  P  W  A
T  A  C  O  L  O  R  W  I  B  G  G  T  P  T  Q  Y  A  Z
W  L  I  E  M  C  U  Y  G  C  M  L  R  O  I  S  R  N  O
T  B  J  N  B  Q  F  F  G  A  W  D  U  U  Z  H  B  B  K
Y  K  A  N  H  K  C  O  U  J  X  H  M  J  B  Z  N  J  T
N  A  R  C  O  T  I  C  R  N  A  U  K  H  I  B  H  U  O
Y  K  I  S  V  B  V  P  A  L  E  S  T  I  N  I  A  N  M
N  B  H  L  E  S  B  I  A  N  E  T  T  G  C  S  B  A  B
G  U  O  A  I  I  K  Z  N  A  F  L  P  A  O  K  J  R  A
I  M  O  A  S  S  P  I  R  A  T  E  A  A  C  I  Q  L  C
N  I  K  O  O  N  Q  C  F  O  Q  R  L  G  K  N  T  M  K
E  D  E  X  G  L  O  V  E  J  U  I  C  E  S  F  E  L  S
P  A  R  O  L  D  M  B  F  N  H  U  H  Z  U  L  P  D  E
Y  C  S  W  R  B  H  S  E  Q  E  U  X  B  C  U  U  P  A
N  R  W  Q  Q  G  W  I  H  O  R  N  Y  U  E  T  H  E  T
M  O  X  U  A  R  A  B  S  X  S  L  U  I  R  E  G  R  L
D  T  T  R  E  U  O  Y  H  B  T  F  Y  G  E  F  I  V  K
```

ARABS, HORNY, BUM, COLOR, HUSTLER, ASSPIRATE, FUCKTARD, HOOKERS, PERV, KOON, BEAT, LOVEJUICE, NIGGUR, PALESTINIAN, SKINFLUTE, CUNTFUCKER, NARCOTIC, GIN, BACKSEAT, LESBIAN, COCKSUCER

```
U  V  O  X  D  T  G  S  M  B  J  B  E  M  D  W  D
D  B  S  B  B  M  G  U  K  U  B  E  Z  L  N  E  M
U  M  J  X  B  T  U  C  K  E  S  L  I  E  S  T  E
M  P  A  A  R  X  C  K  A  X  L  W  T  P  L  B  R
B  U  M  F  U  C  K  E  F  V  E  F  W  V  Q  V  N
T  R  I  M  J  O  B  R  F  W  E  O  K  P  L  E  V
O  S  C  A  T  R  A  A  E  B  Z  E  H  O  J  Y  K
S  G  Y  P  E  O  V  O  R  E  E  Q  R  V  C  Q  H
S  U  M  U  A  M  K  R  A  P  B  L  T  E  R  I  R
E  G  E  T  T  G  X  W  S  L  A  N  T  R  D  X  L
R  E  T  H  I  O  P  I  A  N  G  P  J  T  X  G  Z
P  D  P  S  J  Q  N  I  G  G  Y  V  M  Y  Z  S  L
N  A  O  O  S  H  E  E  N  E  Y  L  U  A  C  K  P
O  R  M  H  M  U  G  B  U  T  T  F  A  C  E  L  W
C  A  M  Q  S  H  A  T  G  Y  N  W  X  D  B  N  U
P  X  I  K  W  H  G  P  L  V  O  T  Z  W  Z  E  N
J  T  E  U  R  X  E  I  X  E  B  J  D  F  J  H  J
```

SUCKER, SHEENEY, WETB, BUMFUCK, TEAT, SHAT, SLEEZEBAG, OMG, TOSSER, ETHIOPIAN, KAFFER, SLANT, POMMIE, RIMJOB, POVERTY, BUTTFACE, SCAT, KRAP, GYP, NIGG, LIES

```
S S K P V M L Y W N C T Y O J Q L X N S
Y B L G R C S T A M P O N F T S K N E H
Y D H H W Y O C O C K C O W B O Y T S I
M J F G A W E M V L B W N K T K S Q T T
Q H A Z A F G P P R Y S S F U A C V E C
S L I D E I T I N K T F U I R A R M V A
U F R R P E E P S H O W J V D Y E N U N
K J A V I V P A H Y E A S S C O W B O Y
X K P C R A P P E R Z O T D K V Y E V F
K K E B M A S S G O B L I N A J O Y A B
H T D I B L O W U O K A T R H A U Z D M
N E P E X G M P X P E S B D G W Y S Z Y
U S C J G S R P R A A S I Y D U W L P K
H T S L M Z B K G M H K T V A L J T K L
E E O U H W B T N U E I N C T H S O S C
V D P K R A U T E T X S I Z N R P E D D
L X G U G D A V F T G S P L H Q A P M D
R Y G E R O P S L R W E P B I G G E R N
Y H Y R M M D Y I B I R L O F C O O L Y
B Y H X Y V Y S L U T T Y Z F O D C A J
```

PEEPSHOW, ASSGOBLIN, SLUTTY, BIGGER,
ASSKISSER, KRAUT, ASSCOWBOY, COOLY, EVL,
SCREWYOU, SHITCAN, TITBITNIPPLY, TAMPON,
COCKCOWBOY, SLIDEITIN, RAPED, IBLOWU, SOS,
TESTE, CRAPPER, TURD

```
X D X T N K O P L G L L D A D Y J R U S H S A
Z T N A E A C L K D B Z U K D D M W H F S H Y
C C L R G M X P Y E G W X S E U S G J P J O W
C R Q D R C T A T P Y C R F V W Q O X L P R D
C A L X O W J U J F O T F L I I J G H T W K C
A C R D S C O L O U R E D I L K A D Z C T G W
D K H H P B Q R Q R V P P S W R W M M Q L P V
Q I Y L Y B Q U Z N V I O T O N B W F X U J L
R C G C V H E N H O U S E O R C Q E B E K S V
N V D I C K F O R B R A I N S M V M L I Y X Y
Z S U E U J M L N J M X Y I H W C M O Q G O K
D Z A S Q M D L N Q Z T A G I H I A O P S J H
P S E U O L X Z E D H N J G P I G S D X Z B O
W A Y S T E D O P W O D U E P T T T Y F Z U R
N T S A S M C J A M T M N R E E Z E Y V B H N
S F J R F A G G O T D M C S R S G R P I I R I
A M K S E X T O G O A W R R S F U B D M I Z E
C E R M D R F S B U M P U S S Y C A T Y G W S
L V B R Q X H P H F N S P K Y G A T L B G I T
A F F I P E D X L E Z Z N O X U R E A Y L J T
O K P P U K Y B R E C T U M P N N B P N T O Q
C A V C S B K Z A C H N D Z Q K A F I R D G J
C S E P D J B A D K H E P V V Q K C Q C N R J
```

LEZZ, CRACK, HENHOUSE, KAFIR,
DEVILWORSHIPPER, WAYSTED, COLOURED,
DICKFORBRAINS, FAGGOT, HORNIEST, SEXTOGO,
TARD, RECTUM, PUSSYCAT, WHITES, HOTDAMN,
BLOODY, HORK, MASTERBATE, NIGGERS, NEGROS

I V C M S R Z D F X J E D Y I O Y U J S
K P J C Q Y O F L R O B B E R Z A N K S
P K O H R L A L O U B Y P R M I S W N C
J F E X K M Z R O F X B X N A P S A R G
T R A I L E R T R A S H D D L P H T N R
F L Q V V Z B Q Q T N X M R Q E O P D I
U V H B D X O H P M N Q O A L R L I A N
C L M Q Q N T V E K A B A G S H E N M G
K L O T I O N K K U Z Q O Q F E S D N O
B Y P K Y Q Q T R T I L Z U L A I I I J
U G P F C I G X I N V A I E T D C C T Q
D O U I R S Y P H I L I S E V Y N K S W
D M S R A L E Z S O G U K N J J Y Y C U
Y N S F B D S Q R Q Q R D I C K M A N X
E O I F S H E A D L I G H T S M X U V D
P J E R C Z D F P L A G Q M C Q Q I Y L
Y B S X L Y Y Y A O B L O Z G R U B B R
L O P L X E Z I T C O C K K N O B O I O
X H T Z D B E Q V N H G W A B U S E W Z
A K A W R S C S S P I G O T T Y N N Y D

WN, FLOO, COCKKNOB, LOTION, DICKMAN, GRINGO,
DRAGQUEEN, CRABS, SYPHILIS, ROBBER, PUSSIES,
NAZI, FUCKBUDDY, PINDICK, ABUSE, SPIGOTTY,
HEADLIGHTS, TRAILERTRASH, ASSHOLES, DAMNIT,
ZIPPERHEAD

```
D A S S K L O W N M N U F H F S L D R G
N U W Z H R G K L M X B W E R L B K A P
H M B A L L L I C K E R V A P W C I Q L
H N D G Y N Q N M S N U H D R H N L R T
M A B D P M Y I Y O B H X F P I U L R V
U M J L E Q Z G B D O G N U Y S P E C C
R O L P K F U G Z O M T K C C K O D V U
D T Y R S M Q A U M B I F K F E O J L O
E H M G B I R I R U S S K I E Y G V P I
R E U T J D Q W S P I G G L F N X X I Y
E R F H T E A P Z I B A R F F A C E B Z
R F F P J A C K S H I T T Z Z A W E M O
L U W T Z S Z C R A Z S K R G I T F R S
R C Q F H T T Q W I U D Y D E U N P U X
Y K U R P Y W V C P G I U N P A N T I Q
X I E G O N O R R E H E A Q M S U Z L Y
F N M J U R W G O O H P R L J H P N P H
A Q O V I N T E R C O U R S E J P D A P
A M C O C A I N E S C W W K L X N V W P
I T I S G T S K A N K F H Z U I Q L S A
```

HEADFUCK, SPIG, KILLED, MURDERER, NIGGA,
COCAINE, MIDEAST, ASSKLOWN, GONORREHEA,
BALLLICKER, PANTI, BARFFACE, SODOM, WHISKEY,
JACKSHIT, BOMB, MOTHERFUCKIN, MUFF,
INTERCOURSE, RUSSKIE, SKANK

```
D H P H T E S H Z Y B F T H O W F V J M J U
J S P N Y Q X K G T O L L Q A X P W Q Y S X
S S M U P L U J F O O B E G P D O T N T J D
I F D K H N A S T Y B I T C H I N R Y W W N
M C V Z T G C S I A S Q B X O E S A R S M T
L U C K Y C A M M E L T O E S S U N G J V T
S M O O I V T Y B Q T U J F J F L N H L E M
E M V X K T H S U K C O O N D O G Y V D J D
J N C H F S O P N N N K P C L O W L I F E
A P T G O P L B U R Q I N R Q J B J G N A V
C P O U T G I Q F L H G A I G A C R O T C H
U I J T D A C A B U L G L M D A H M E R T B
L S O J M O S C Z F N A H E N K Q U I M M C
A S R U D K D Y K Q G R J T Y W C X I C I Q
T E R G C R A V O Z O D T I C O M M I E K T
I D V G I E A A J Y P I C M I C D P X A S Z
N D R A G Q W E E N L N S E G Y F X N C T V
G F S L W H J D E T X G H S W V E M L L A H
Y A R O V S L C L S F I N G E R F U C K E D
I R F Q J G C R A P O L A V G V T T X T L Y
W H C I O W Y N Y I F M T Z R I C D W R D P
L A D K W X F O O I N S E S T D T M Q R U F
```

NASTYBITCH, COMMIE, DRAGQWEEN, TRANNY,
FINGERFUCKED, INSEST, BOOBS, COONDOG,
LOWLIFE, JUGGALO, CRAPOLA, NIGGARDING,
PISSED, CATHOLICS, PRIMETIME,
LUCKYCAMMELTOE, CROTCH, DIES, EJACULATING,
DAHMER, QUIM

```
N H G J S P P V A C B F F M M B N T H
E W H W E I J Q I A T L H G C G G N P
A H H T Z V Z H J S A K Y O V Q K C N
S Z A I S K Q C B G O X B Y D K L O P
S O W I P S M M Z T P J B N B O M B S
L N W R E B I G B A S T A R D O Q B D
O J Q F R J S G K I L L E R Y C D U Z
V B M I M U W Y C U F D T O S H J N D
E U O L H E H W L N K J N W H U F G I
R R L I E U A G A F Y M T I A R E H S
P N E P R R U A M U R K K V W C L O E
H I S I D O G I D C K U N O T H T L A
V O T N E P E S I K V V U L Y Y C E S
C X E O R E N U G A V M C Y P N H A E
I G R P L A I F G B F O D U I E C G S
V I G F Q N T T E L P L F W M N A M H
Z L O U P M A V R E Q E P A P E C X J
S C O H E E L B X X Q S R S L N J S K
D Z Z K L J C A V C Z W G K H B O K K
```

CHURCH, DISEASES, BURN, MOLESTER,
SPERMHERDER, GENITAL, EUROPEAN, BOMBS,
UNFUCKABLE, SHAWTYPIMP, FELTCH, FILIPINO,
BUNGHOLE, COHEE, KILLER, TNT, ASSLOVER,
BIGBASTARD, MOLES, GOY, CLAMDIGGER

```
T O N P Y T Q R P M I F Z H O M I C I D E
Y B U T T B A N G M H I Q P J Q K Q H Q O
N A I L O O A V I I T L Z I G W V O Z T Z
X N A S S P A C K E R I B 5 D A Y X H Q M
Y S L E E Z E B A L L P P 5 G N O G B A V
S U T N I G E R I A N I V C Q K F N E S Y
L W B R A V A Y D R U N K E N I I M A A S
W L E C H N J W Z T Y A H R E N H A V Q U
Y R W V E W Q I E K B E O R O G M N E Q L
C I C P U O R K D R B A H I E G O T R I F
O M L S H T P C G N Q U E E R C S V X E F
D M D M A S T E R B L A S T E R L T Q S N
H I G G U Q S O Z I T L M F A O E I Z V Q
P N D H G V Y I T T I T S V R A M O N J S
N G G U Z C H R A C T I N Q B Z C W Q B P
F P J L G N R J H H F J I M U L A T T O S
T I F S B V A U V L U S G X B L S T E Y V
J T I D A R C L Z Z C K G L N U P A Y U B
M Q M N V T I K A I K V E P O H A Q D C U
G K W P K D S A E W I N R Y N T G T Y W Q
W X T G R L T V R D N E R Q E Q O W G A L
```

DRUNKEN, RACIST, QUEER, TITFUCKIN, RIMMING,
MOSLEM, MASTERBLASTER, SNIGGER, BEAVER,
FILIPINA, ASSPACKER, HOMICIDE, NIGERIAN,
MULATTO, BUTTBANG, LMFAO, SLEEZEBALL, BITCH,
WANKING, LSD, PI55

```
D A F M B X N T I Q D T I L L D Q L W O
F E Q R B T Y T M S X D D T J A Z R D M
J K R Y T P O P P S U P O O N M T O M H
R V D I F Q B U U M S T P P A W C V N A
H W I G J S U D A Y S P E J N Z A Q U A
R B X N R Q T D A S S W A D L S G P G P
C D I A E F T B N S E T B G I U A W U R
C N E C W U P O B M P V E R M Q S R Z P
K O D A E C L Y E O Q H F L Y Q S O G I
D P I F L K U P A T G W X F T S K O W H
O O K A C I G Z S H D J A C K A S S D N
H R E R H N H V T A T E S T I C L E S J
M C U Z E G U F I F S T R A P O N S I N
J H D I R B D D A U L C D N Q S M W O F
K M I P I I G H L C N B O G A N G A W W
C O J D Z T G N I K H U K Y U I B L C O
C N A M I C Q E T E N I G N O G Z O T W
I K R S U H P L Y D I I Y U G W A W M X
G E O D N J F D F A B N H G E T I T O N
S Y U S Y N I P P L E R I N G Y D N D A
```

LIMY, WELCHER, TESTICLES, SWALOW,
MOTHAFUCKED, PORCHMONKEY, POON,
FUCKINGBITCH, BUTTPLUG, CIGS, GETITON,
DIXIEDIKE, PUDDBOY, NIGNOG, ASSWAD, BOGAN,
NIPPLERING, JACKASS, STRAPON, BEASTIALITY, ASS

```
W Z H S U E U B Q S O E H U A D W U T Z L C X
E E Y R J G W U H Y L U B E J O B E G U Z O P
D H S J U R C Q S R F O O T F U C K E R E F E
N J A D A O E K N V L F S T H Y M E T H S D H
A Q V X T S U X S W B O I L V K A H O D G I E
U T R Q W T U J C D J A Y D E F E C A T E R Z
S E V W U U I P X G I S P E R M H E A R D E R
B O O D Y L G J U C N I B U O V J S A A H F K
R O X H G A Q T S P A Z G B B I T C H Y W H Y
W Y U B A T N M P H M O T H E R F U C K I N G
B I S J D I E F A N L G G O R I L Z X Q X R O
O Q H M K O M U G H F O H J Z D H A E Y T X I
H D A Q O N G C H H P I G T C I S R B T S D X
U A G D F Y K K E N Z R A N A V U T K Q P Q E
N H G I M T T I T G W T Y U F E C D I V U L B
K M I A C G R N T N D L E Y L P K E Y M O C O
N L N I Q J A C I H V A W G G H G E A E L Q L
W W G L P V M X N I T A L I A N O U J C X A Q
Q N Y D O P P S I B O G S M O X J C Q R R Y C
G E B O S V E M G V D R X F K G A V C U M U I
W B W X L J D M G W I V A F I T W F U B A V V
B U O J O Z C E E Y F O U R T W E N T Y H X D
W Y P J M N V P R R A C K W E T S P O T Y W O
```

SPAGHETTINIGGER, MOTHERFUCKING, BOHUNK,
TRAMP, SUCK, GROSTULATION, FUCKIN, NLGGOR,
DIVE, SHAGGING, DEFECATE, ITALIANO, LUBEJOB,
METH, BOODY, FOOTFUCKER, BITCHY, HODGIE,
WETSPOT, SPERMHEARDER, FOURTWENTY

```
T  J  H  U  A  B  P  J  V  O  H  U  M  P  R  M  Y  B  V
O  J  S  W  Z  Y  C  V  M  O  N  E  Y  S  H  O  T  I  F
K  Q  O  L  T  I  K  E  C  W  S  W  N  W  I  T  B  J  F
V  Y  S  R  J  B  O  L  L  O  C  K  X  J  M  H  D  I  H
M  D  A  T  T  A  C  K  Q  S  O  B  Q  M  U  E  I  G  P
X  S  P  U  N  K  R  D  S  T  L  A  H  X  C  R  C  A  N
H  M  R  Q  R  V  A  U  K  R  V  A  R  X  H  F  K  B  R
W  F  E  C  K  X  Q  V  G  I  X  W  P  C  O  U  L  O  R
D  C  C  C  M  U  F  F  I  N  D  I  V  E  R  C  I  O  Z
W  E  T  B  A  C  K  K  C  G  E  S  G  U  C  K  C  I  M
S  E  W  N  J  M  C  T  G  E  A  V  P  N  T  T  K  W  P
N  B  Q  U  I  E  Q  B  L  R  T  H  I  P  D  W  E  E  N
S  Y  G  H  M  C  G  G  F  S  H  J  M  H  U  L  R  T  Q
P  A  E  N  F  F  U  C  K  H  E  R  P  U  R  L  F  A  Z
E  N  E  B  I  A  B  J  I  Z  Z  P  N  K  L  Y  J  U  R
R  U  Z  Y  S  V  B  A  O  W  G  R  A  K  O  F  C  T  P
M  S  E  L  H  A  A  R  B  A  U  U  P  E  Q  F  U  R  K
B  E  R  W  H  M  M  H  T  U  E  M  S  D  Z  G  G  E  M
H  S  W  D  D  M  V  O  W  Q  U  N  D  I  P  M  K  O  A
```

DICKLICKER, STRINGER, WETBACK, BOLLOCK,
MUFFINDIVER, FECK, GUBBA, SPUNK, GEEZER,
JIMFISH, MOTHERFUCK, PIMP, ANUS, FUCKHER,
SPERM, JIZZ, PHUKKED, ATTACK, MONEYSHOT,
DEATH, JIGABOO

```
B G F Z B M A X G K F C Q V R S P W X B
E L T R A O C O C K V Z I I M D J T K O
O A A C Z Z K W X D J V O M I T C C Y E
J Z X U O S X W U I U I H E W H O O K I
I E V A N I A S S S H I T C E H L E C X
H D O N G H B U T C H D Y K E V E Z R B
A D T A A V J H J C S T T U R Y Z A G V
D O R L S R Z Z B L A C K S G G B V O B
H N Y W Y T U Y S N O W N I G G E R U D
S U X U L F X W K A T I S G Z A F R L W
D T B D R P U S S Y F U C K E R R O P Q
C N B L O A I L A U E G U A F R I C A N
Z L D H L J N Z T N G C M U C U E S Z C
V G W Z Y D V O A I U N F S T P N W C O
B U L L C R A P N P Q Z E N G D D J C Y
Y U V R L D K A O T T C S Y X D S M D P
S S M U L A T J J Q H O T R U N W M F T
R N X P H C Y J B U B E S T I A L I T Y
J S Y E H G Q C O I T U S V R R K T N A
K W U A F M A K G N N I G G E R H E A D
```

BAZONGAS, ANAL, SNOWNIGGER, BLACKS, JIHAD,
NIGGERHEAD, ASSSHIT, PUSSYFUCKER,
GLAZEDDONUT, COITUS, BESTIALITY,
LEZBEFRIENDS, HOOK, SATAN, AFRICAN, VOMIT,
CUMFEST, BUTCHDYKE, COCK, NIP, BULLCRAP

```
L C W Z I C R A P P T J C I O Y I F C U Z
V V I G F U C R V K D F L L K E D I N R C
E X D M U B Q C A T U Q S N J L I N H C H
B X F R R T A P Q T Y B G J H L O G T Q V
W U Q C C O C K L I C K E R L O T E V M Q
K W V O M H T D O E D D G O A W P R J Q P
F A T F U C K W E D X W O N G M J F A C B
G H E S N Q C L M M C F D T Z A U U A C T
O K N O B E N D E U L N D J F N Z C H H A
T Y C F U O D I Y T D I A J W D K K R O A
L Q K E O F C I O E S G M H M Q T E I D E
F R P L D M O W C K R G I B M P U R S E C
X Y A C L U C I F E R A T U P I K X W A R
P D U H O I K S S R M R L M V L K I P V M
O U R I X Y S T L O E D G J H O O T E R S
P Y M U N N M D U L X L U G U U T T E Z P
I K H K D W A Q T L I I B G O D D A M N T
M G H T I H N R W K C N N W Y G S E Y H Z
P Q P B O A W F E P A E H D G I B I Z X U
V K R H G S O G A Y N S E V L A Y Z P A T
A Q D M A H H K R R Y S W K M C R G U N X
```

FELCH, GODDAMN, FUC, YELLOWMAN, IDIOT,
FINGERFUCKER, COCKLICKER, MEXICAN, POPIMP,
GODDAMIT, KNOBEND, NIGGARDLINESS, LUCIFER,
WHASH, CHODE, GUN, COCKSMAN, HOOTERS,
FATFUCK, SLUTWEAR, CRAP

Solutions

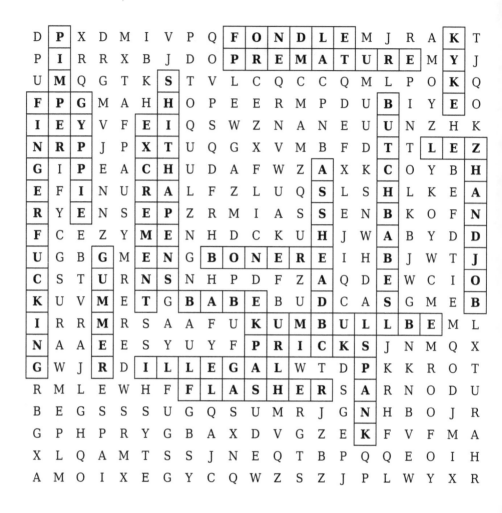

PRICK, BABE, HANDJOB, GUMMER, KYKE, ASSHEAD,
LEZ, SHITHAPENS, ILLEGAL, EXCREMENT,
PREMATURE, KUMBULLBE, PIMPER, SPANK,
BUTCHBABES, FINGERFUCKING, FONDLE, FLASHER,
BONER, GYPPIE

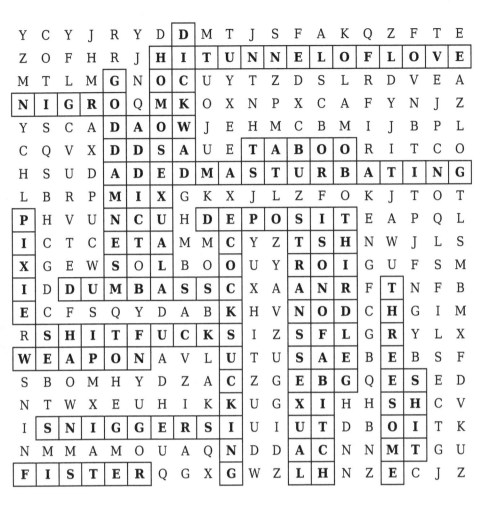

Y C Y J R Y D **D** M T J S F A K Q Z F T E
Z O F H R J **H I T U N N E L O F L O V E**
M T L M **G** N **O C** U Y T Z D S L R D V E A
N I G R O Q M **K** O X N P X C A F Y N J Z
Y S C A **D A O W** J E H M C B M I J B P L
C Q V X **D D S A** U E **T A B O O** R I T C O
H S U D **A D E D M A S T U R B A T I N G**
L B R P **M I X** G K X J L Z F O K J T O T
P H V U **N C** U H **D E P O S I T** E A P Q L
I C T C **E T** A M M **C** Y Z **T S H** N W J L S
X G E W **S O** L B O **O** U Y **R O I** G U F S M
I D **D U M B A S S C** X A **A N R** F **T** N F B
E C F S Q Y D A B **K** H V **N O D** C **H** G I M
R S **H I T F U C K S** I Z **S F L** G **R** Y L X
W E A P O N A V L U T U **S A E** B **E** B S F
S B O M H Y D Z A **C** Z G **E B G** Q **E S** E D
N T W X E U H I K **K** U G **X I** H H **S H** C V
I S **N I G G E R S** I U I U **T** D B **O I** T K
N M M A M O U A Q **N** D D **A C** N N **M T** G U
F I S T E R Q G X **G** W Z **L H** N Z **E** C J Z

DICKWAD, THIRDLEG, PIXIE, THREESOME, NIGR,
DUMBASS, GODDAMNES, SHIT, DEPOSIT,
HOMOSEXUAL, COCKSUCKING, FISTER, ADDICT,
WEAPON, SNIGGERS, TRANSSEXUAL,
TUNNELOFLOVE, SHITFUCK, TABOO,
MASTURBATING, SONOFABITCH

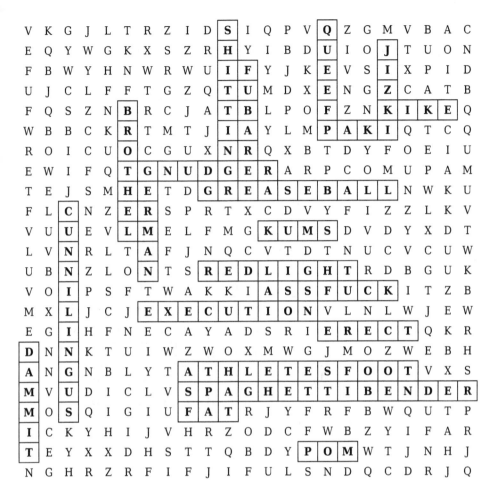

ASSFUCK, ATHLETESFOOT, GREASEBALL, NUDGER,
KIKE, REDLIGHT, EXECUTION, ERECT, KUMS, QUEEF,
BROTHEL, PAKI, SHITTING, FAT, GERMAN,
CUNNILINGUS, DAMMIT, FUBAR, POM,
SPAGHETTIBENDER, JIZ

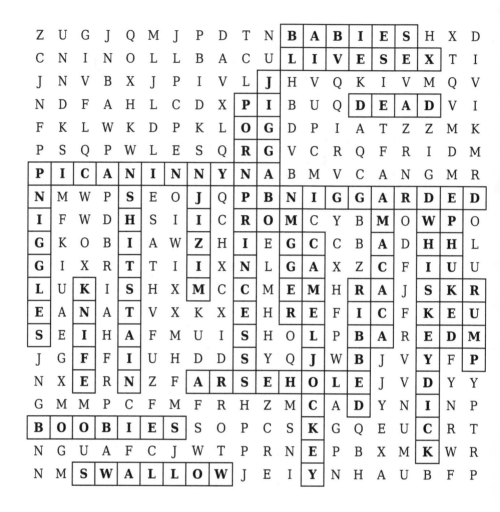

Z U G J Q M J P D T N **B A B I E S** H X D
C N I N O L L B A C U **L I V E S E X** T I
J N V B X J P I V L **J** H V Q K I V M Q V
N D F A H L C D X **P I** B U Q **D E A D** V I
F K L W K D P K L **O G** D P I A T Z Z M K
P S Q P W L E S Q **R G** V C R Q F R I D M
P I C A N I N N Y N A B M V C A N G M R
N M W P **S** E O **J** Q **P B N I G G A R D E D**
I F W D **H** S I **I** C **R O M** C Y B **M** O **W P** O
G K O B **I** A W **Z** H **I** E **G** C B **A** D **H H** L
G I X R **T** T I **I** X **N** L **G** A X Z **C** F **I U** U
L U **K** I **S** H X **M** C **C** M **E** M H **R** A J **S K R**
E A **N** A **T** V X K X **E** H **R** E F **I** C F **K E U**
S E **I** H **A** F M U I **S** H O L P **B** A R **E D M**
J G **F** F **I** U H D D **S** Y Q **J** W **B** J V **Y** F **P**
N X **E** R **N** Z F **A R S E H O L E** J V **D** Y Y
G M M P C F M F R H Z M **C A D** Y N **I** N P
B O O B I E S S O P C S **K** G Q E U **C** R T
N G U A F C J W T P R N **E** P B X M **K** W R
N M **S W A L L O W** J E I **Y** N H A U B F P

JIGGABO, MACACA, NIGGARDED, SWALLOW,
PORNPRINCESS, PICANINNY, RIBBED, NIGGLES,
MGGER, KNIFE, BABIES, SHITSTAIN, JIZIM, RUMP,
DEAD, WHISKEYDICK, CAMELJOCKEY, ARSEHOLE,
LIVESEX, PHUKED, BOOBIES

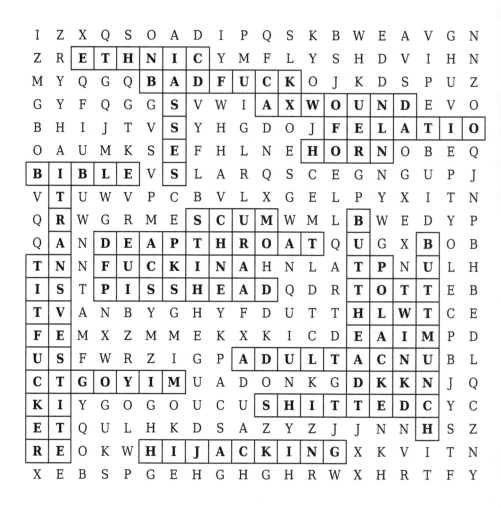

```
I  Z  X  Q  S  O  A  D  I  P  Q  S  K  B  W  E  A  V  G  N
Z  R  E  T  H  N  I  C  Y  M  F  L  Y  S  H  D  V  I  H  N
M  Y  Q  G  Q  B  A  D  F  U  C  K  O  J  K  D  S  P  U  Z
G  Y  F  Q  G  G  S  V  W  I  A  X  W  O  U  N  D  E  V  O
B  H  I  J  T  V  S  Y  H  G  D  O  J  F  E  L  A  T  I  O
O  A  U  M  K  S  E  F  H  L  N  E  H  O  R  N  O  B  E  Q
B  I  B  L  E  V  S  L  A  R  Q  S  C  E  G  N  G  U  P  J
V  T  U  W  V  P  C  B  V  L  X  G  E  L  P  Y  X  I  T  N
Q  R  W  G  R  M  E  S  C  U  M  W  M  L  B  W  E  D  Y  P
Q  A  N  D  E  A  P  T  H  R  O  A  T  Q  U  G  X  B  O  B
T  N  N  F  U  C  K  I  N  A  H  N  L  A  T  P  N  U  L  H
I  S  T  P  I  S  S  H  E  A  D  Q  D  R  T  O  T  T  E  B
T  V  A  N  B  Y  G  H  Y  F  D  U  T  T  H  L  W  T  C  E
F  E  M  X  Z  M  M  E  K  X  K  I  C  D  E  A  I  M  P  D
U  S  F  W  R  Z  I  G  P  A  D  U  L  T  A  C  N  U  B  L
C  T  G  O  Y  I  M  U  A  D  O  N  K  G  D  K  K  N  J  Q
K  I  Y  G  O  G  O  U  C  U  S  H  I  T  T  E  D  C  Y  C
E  T  Q  U  L  H  K  D  S  A  Z  Y  Z  J  J  N  N  H  S  Z
R  E  O  K  W  H  I  J  A  C  K  I  N  G  X  K  V  I  T  N
X  E  B  S  P  G  E  H  G  H  R  W  X  H  R  T  F  Y
```

FELATIO, HIJACKING, BIBLE, BUTTHEAD, SHITTED, DEAPTHROAT, TWINK, PISSHEAD, HORN, FUCKINA, SCUM, GOYIM, POLACK, ADULT, TRANSVESTITE, ASSES, BADFUCK, ETHNIC, BUTTMUNCH, AXWOUND, TITFUCKER

```
X P Q T L A W G W P A O H F Y M H U K M O P
N D M P X E U O C W O Z Y X N G R O E K U J
M M X L I J G Q Z U H B Y U X B R W C B S I
H D G I O R J H Q A L X E X A Z J K U T A A
K P T X Z N C D S A O H H H R Z T K S C M T
V B C S F I P U A S S P U P P I E S U K A V
D M K T E L S M K P P U W H W B G C Q W L F
N O W S L L L B K H E X I X E I C G J K J K
A T P H L T A F F A T X J F E H U M X D D M
S H M I A A V U I N I X W E B A Z O O M S U
T E D T T P E C N O K N V A L Y G B H G D M
Y R R F E P D K G X T E J D I N K N X H V L
W L D I G B R Y E J S B R A P E R N E J F R
H O E T J U I O R S Q U A S H I E D N K C F
O V N T G D V P F W S B Q G C V D K I I S P
R E T J Z R E F O N A D X O S P R S P O B F
E B M N D F R U O I W S R N G D S L P R I U
K O L P O H M H D G S X D Z A S H L L U X C
P N B T S I S N U Z A F W A E C V K E V L C
F E E Y M T E C W T M U R G T E Y H O O T K
L F A B V N H K P U R I N A P R I C N E S S
R Y R M Y E U L G I B R D S A J I G G X X T
```

GONZAGAS, NIG, SLAVEDRIVER, JIGG, QUASHIE,
PURINAPRICNESS, GROE, ASSPUPPIES, RAPER,
FUCCK, BAZOOMS, SHITFIT, NASTYWHORE, DINK,
USAMA, FINGERFOOD, POHM, FELLATE,
MOTHERLOVEBONE, NIPPLE, DUMBFUCK

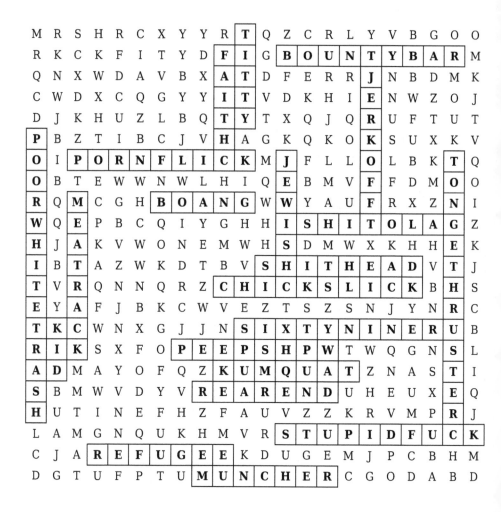

M R S H R C X Y Y R **T** Q Z C R L Y V B G O O
R K C K F I T Y D **F** I G **B O U N T Y B A R** M
Q N X W D A V B X **A T** D F E R R **J** N B D M K
C W D X C Q G Y Y **I T** V D K H I **E** N W Z O J
D J K H U Z L B Q **T Y** T X Q J Q **R** U F T U T
P B Z T I B C J V **H** A G K Q K O **K** S U X K V
O I **P O R N F L I C K** M **J** F L L O L B K **T** Q
O B T E W W N W L H I Q **E** B M V **F** F D M **O** O
R Q **M** C G H **B O A N G** W **W** Y A U **F** R X Z **N** I
W Q **E** P B C Q I Y G H H **I S H I T O L A G** Z
H J **A** K V W O N E M W H **S** D M W X K H H **E** K
I B **T** A Z W K D T B V **S H I T H E A D** V T J
T V **R** Q N N Q R Z **C H I C K S L I C K** B **H** S
E Y **A** F J B K C W V E Z T S Z S N J Y N **R** C
T K **C** W N X G J J N **S I X T Y N I N E R** U B
R I **K** S X F O **P E E P S H P W** T W Q G N **S** L
A D M A Y O F Q Z **K U M Q U A T** Z N A S **T** I
S B M W V D Y V **R E A R E N D** U H E U X **E** Q
H U T I N E F H Z F A U V Z Z K R V M P **R** J
L A M G N Q U K H M V R **S T U P I D F U C K**
C J A **R E F U G E E** K D U G E M J P C B H M
D G T U F P T U **M U N C H E R** C G O D A B D

TITTY, PEEPSHPW, JEWISH, STUPIDFUCK, REAREND,
CHICKSLICK, BOANG, POORWHITETRASH,
BOUNTYBAR, MUNCHER, PORNFLICK, REFUGEE,
MEATRACK, FAITH, SHITOLA, KUMQUAT,
TONGETHRUSTER, KID, JERKOFF, SIXTYNINER,
SHITHEAD

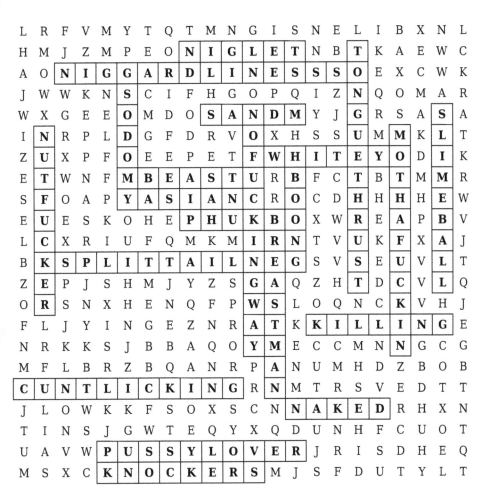

NOFUCKINGWAY, KILLING, TONGUETHRUST,
NUTFUCKER, SODOMY, BEAST, SANDM, NIGLET,
NAKED, PUSSYLOVER, ASIAN, SPLITTAIL,
NIGGARDLINESSS, BREASTMAN, WHITEY,
MOTHAFUCKIN, CUNTLICKING, PHUK, SLIMEBALL,
BOONG, KNOCKERS

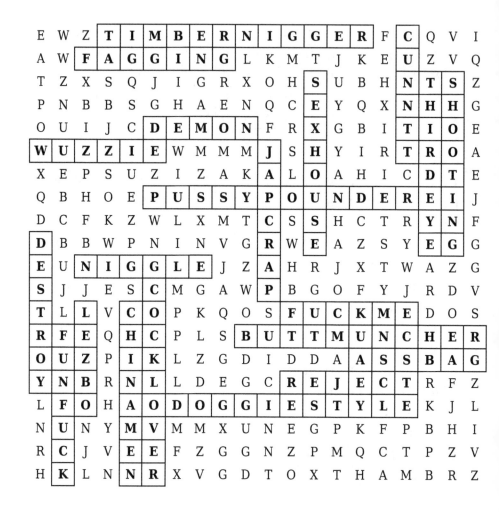

PUSSYPOUNDER, THIRDEYE, ASSBAG, JAPCRAP,
SHOOTING, LEZBO, NIGGLE, FAGGING,
BUTTMUNCHER, FUNFUCK, WUZZIE, FUCKME,
DESTROY, TIMBERNIGGER, REJECT, DOGGIESTYLE,
DEMON, SEXHOUSE, CHINAMEN, CUNNTT,
COCKLOVER

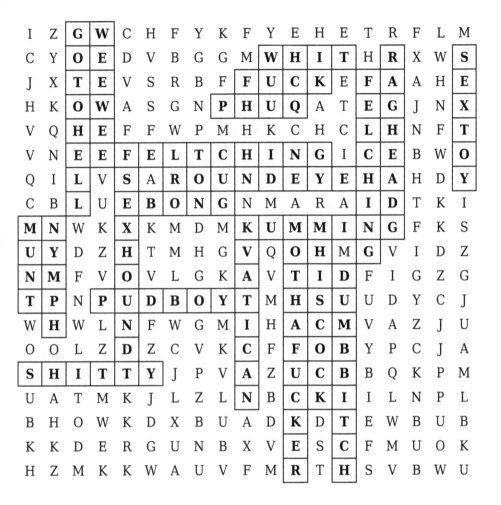

I Z **G W** C H F Y K F Y E H E T R F L M
C Y **O E** D V B G G M **W H I T** H R X W **S**
J X **T E** V S R B F **F U C K** E F A A H **E**
H K **O W** A S G N **P H U Q** A T **E G** J N **X**
V Q **H E** F F W P M H K C H C **L H** N F **T**
V N **E E F E L T C H I N G** I C **E** B W **O**
Q I **L** V **S A R O U N D E Y E H A** H D **Y**
C B **L U E B O N G** N M A R A I D T K I
M N W K **X** K M D M **K U M M I N G** F K S
U Y D Z **H** T M H G **V** Q **O** H M **G** V I D Z
N M F V **O** V L G K **A** V **T I D** F I G Z G
T P N **P U D B O Y T** M **H S U** U D Y C J
W **H** W L **N** F W G M **I** H **A C M** V A Z J U
O **O** L Z **D** Z C V K **C** F **F O B** Y P C J A
S H I T T Y J P V **A** Z **U C B** B Q K P M
U A T M K J L Z L **N** B **C K I** I L N P L
B H O W K D X B U A D **K** D **T** E W B U B
K K D E R G U N B X V **E** S **C** F M U O K
H Z M K K W A U V F M **R** T **H** S V B W U

FELCHING, PUDBOY, WEEWEE, KUMMING,
FELTCHING, RAGHEAD, DUMBBITCH, GOTOHELL,
MUNT, NYMPH, FUCK, BONG, SEXHOUND, HISCOCK,
MOTHAFUCKER, PHUQ, WHIT, VATICAN, SEXTOY,
ROUNDEYE, SHITTY

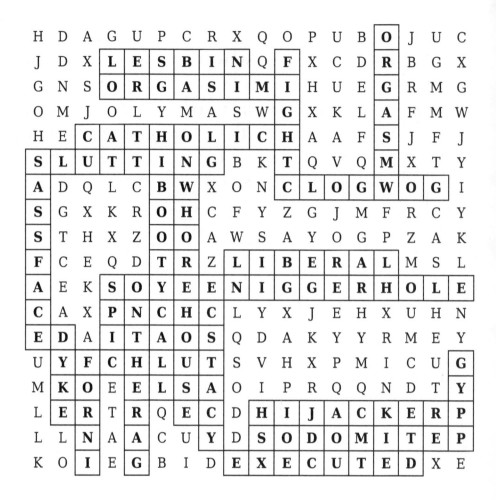

H D A G U P C R X Q O P U B **O** J U C
J D X **L E S B I N** Q **F** X C D **R** B G X
G N S **O R G A S I M I** H U E **G** R M G
O M J O L Y M A S W **G** X K L **A** F M W
H E **C A T H O L I C H** A A F **S** J F J
S L U T T I N G B K **T** Q V Q **M** X T Y
A D Q L C **B W** X O N **C L O G W O G** I
S G X K R **O H** C F Y Z G J M F R C Y
S T H X Z **O O** A W S A Y O G P Z A K
F C E Q D **T R** Z **L I B E R A L** M S L
A E K **S O Y E E N I G G E R H O L E**
C A X **P N C H C** L Y X J E H X U H N
E D A **I T A O S** Q D A K Y Y R M E Y
U **Y** F **C H L U T** S V H X P M I C U **G**
M **K O E E L S A** O I P R Q Q N D T **Y**
L **E R** T R Q **E C** D **H I J A C K E R P**
L **L N** A **A** C U **Y** D **S O D O M I T E P**
K **O I** E **G** B I D **E X E C U T E D** X E

LIBERAL, FORNI, CLOGWOG, FIGHT, GYPP,
SODOMITE, BOOTYCALL, HIJACKER, NIGGERHOLE,
ASSFACE, ORGASIM, ORGASM, DYKE, ECSTACY,
CATHOLIC, SPIC, SLUTTING, ONTHERAG,
WHOREHOUSE, EXECUTED, LESBIN

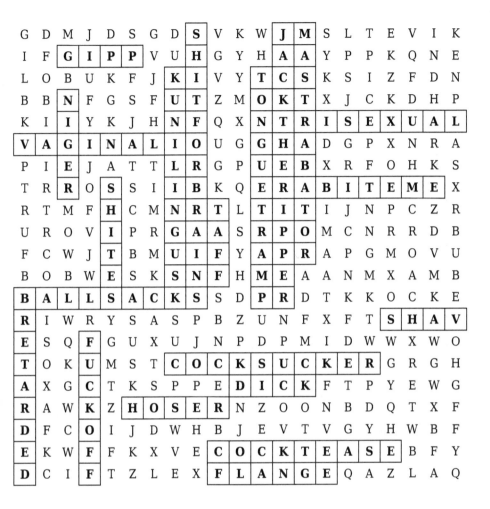

G D M J D S G D **S** V K W **J M** S L T E V I K
I F **G I P P** V U **H** G Y H **A A** Y P P K Q N E
L O B U K F J **K I** V Y **T C S** K S I Z F D N
B B **N** F G S F **U T** Z M **O K T** X J C K D H P
K I **I** Y K J H **N F** Q X **N T R I S E X U A L**
V A G I N A L I O U G **G H A** D G P X N R A
P I **E** J A T T **L R** G P **U E B** X R F O H K S
T R **R O S** S I I **B** K Q **E R A B I T E M E** X
R T M F **H** C M **N R T** L **T I T** I J N P C Z R
U R O V **I** P R **G A A** S **R P O** M C N R R D B
F C W J **T** B M U **I F** Y **A P R** A P G M O V U
B O B W **E** S K S **N F** H **M E** A A N M X A M B
B A L L S A C K S S D **P R** D T K K O C K E
R I W R Y S A S P B Z U N F X F T **S H A V**
E S Q **F** G U X J N P D P M I D W W X W O
T O K **U** M S T **C O C K S U C K E R** G R G H
A X G **C** T K S P P E **D I C K** F T P Y E W G
R A W **K** Z **H O S E R** N Z O O N B D Q T X F
D F C **O** I J D W H B J E V T V G Y H W B F
E K W **F** F K X V E **C O C K T E A S E** B F Y
D C I **F** T Z L E X **F L A N G E** Q A Z L A Q

BALLSACK, NIGER, DICK, SHAV, VAGINAL,
SHITFORBRAINS, SHITE, FUCKOFF, GIPP, TAFF,
BITEME, FLANGE, HOSER, JACKTHERIPPER,
COCKSUCKER, TONGUETRAMP, TRISEXUAL,
MASTRABATOR, RETARDED, COCKTEASE,
KUNILINGUS

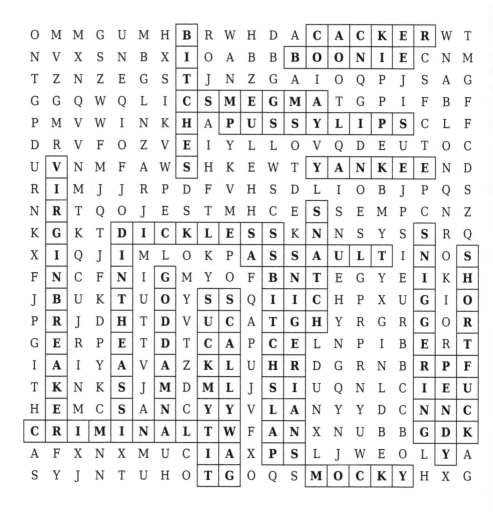

BOONIE, NIGERIANS, PUSSYLIPS, SNATCH,
SHORTFUCK, DICKLESS, YANKEE, SUCKMYTIT,
ASSAULT, MOCKY, CRIMINAL, SNIGGERING, CACKER,
BITCHES, INTHEASS, PENDY, GODDAMN, BITCHSLAP,
SMEGMA, SCALLYWAG, VIRGINBREAKER

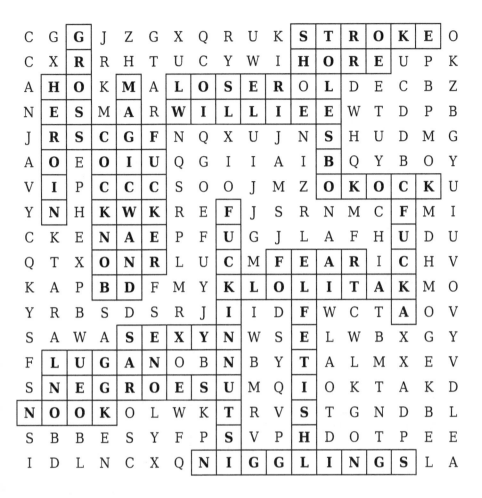

C	G	**G**	J	Z	G	X	Q	R	U	K	**S**	**T**	**R**	**O**	**K**	**E**	O
C	X	**R**	R	H	T	U	C	Y	W	I	**H**	**O**	**R**	**E**	U	P	K
A	**H**	O	K	**M**	A	**L**	**O**	**S**	**E**	**R**	**O**	L	D	E	C	B	Z
N	**E**	S	M	**A**	R	**W**	**I**	**L**	**L**	**I**	**E**	E	W	T	D	P	B
J	**R**	S	C	**G**	F	N	Q	X	U	J	N	**S**	H	U	D	M	G
A	**O**	E	**O**	**I**	**U**	Q	G	I	I	A	I	**B**	Q	Y	B	O	Y
V	**I**	P	**C**	**C**	S	O	O	J	M	Z	**O**	**K**	**O**	**C**	**K**	U
Y	**N**	H	**K**	**W**	**K**	R	E	**F**	J	S	R	N	M	C	**F**	M	I
C	K	E	**N**	**A**	**E**	P	F	**U**	G	J	L	A	F	H	**U**	D	U
Q	T	X	**O**	**N**	**R**	L	U	**C**	M	**F**	**E**	**A**	**R**	I	**C**	H	V
K	A	P	**B**	**D**	F	M	Y	**K**	**L**	**O**	**L**	**I**	**T**	**A**	**K**	M	O
Y	R	B	S	D	S	R	J	**I**	I	D	**F**	W	C	T	**A**	O	V
S	A	W	A	**S**	**E**	**X**	**Y**	N	W	S	**E**	L	W	B	X	G	Y
F	**L**	**U**	**G**	**A**	**N**	O	B	N	B	Y	**T**	A	L	M	X	E	V
S	**N**	**E**	**G**	**R**	**O**	**E**	**S**	U	M	Q	**I**	O	K	T	A	K	D
N	**O**	**O**	**K**	O	L	W	K	**T**	R	V	**S**	T	G	N	D	B	L
S	B	B	E	S	Y	F	P	**S**	V	P	**H**	D	O	T	P	E	E
I	D	L	N	C	X	Q	**N**	**I**	**G**	**G**	**L**	**I**	**N**	**G**	**S**	L	A

LUGAN, SEXY, STROKE, FUCKER, LESBO, GROSS,
MAGICWAND, HORE, LOSER, COCKNOB, KOCK,
FUCKA, NOOK, HEROIN, NIGGLINGS, FUCKINNUTS,
LOLITA, FETISH, FEAR, NEGROES, WILLIE

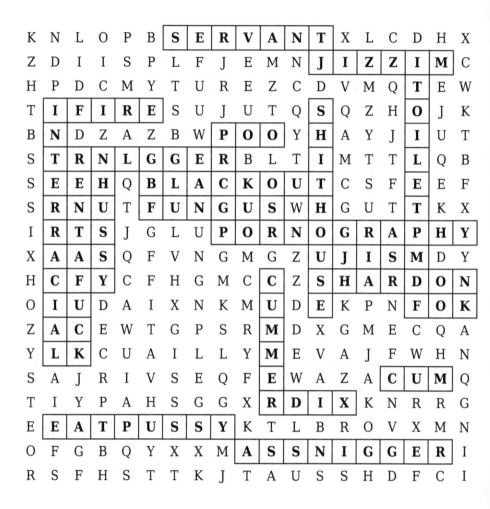

K N L O P B **S E R V A N T** X L C D H X
Z D I I S P L F J E M N **J I Z Z I M** C
H P D C M Y T U R E Z C D V M Q **T** E W
T **I F I R E** S U J U T Q **S** Q Z H **O** J K
B **N** D Z A Z B W **P O O** Y **H** A Y J **I** U T
S **T R N L G G E R** B L T **I** M T T **L** Q B
S **E E H** Q **B L A C K O U T** C S F **E** E F
S **R N U** T **F U N G U S** W **H** G U T **T** K X
I **R T S** J G L U **P O R N O G R A P H Y**
X **A A S** Q F V N G M G Z U **J I S M** D Y
H **C F Y** C F H G M C **C** Z **S H A R D O N**
O **I U** D A I X N K M **U** D **E** K P N **F O K**
Z **A C** E W T G P S R **M** D X G M E C Q A
Y **L K** C U A I L L Y **M** E V A J F W H N
S A J R I V S E Q F **E** W A Z A **C U M** Q
T I Y P A H S G G X **R D I X** K N R R G
E **E A T P U S S Y** K T L B R O V X M N
O F G B Q Y X X M **A S S N I G G E R** I
R S F H S T T K J T A U S S H D F C I

JIZZIM, DIX, FOK, RENTAFUCK, SHITHOUSE,
CUMMER, POO, EATPUSSY, JISM, PORNOGRAPHY,
CUM, SERVANT, FUNGUS, HUSSY, ASSNIGGER,
BLACKOUT, TOILET, INTERRACIAL, FIRE, HARDON,
NLGGER

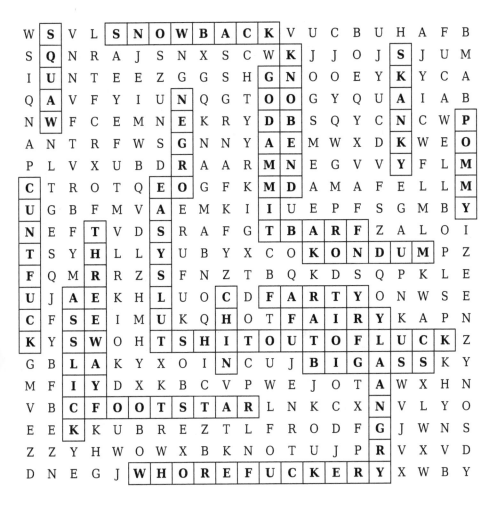

W **S** V L **S N O W B A C K** V U C B U H A F B
S **Q** N R A J S N X S C W **K** J J O J **S** J U M
I **U** N T E E Z G G S H **G N** O O E Y **K** Y C A
Q **A** V F Y I U **N** Q G T **O O** G Y Q U **A** I A B
N **W** F C E M N **E** K R Y **D B** S Q Y C **N** C W **P**
A N T R F W S **G** N N Y **A E** M W X D **K** W E **O**
P L V X U B D **R** A A R **M N** E G V V **Y** F L **M**
C T R O T Q **E O** G F K **M D** A M A F E L L **M**
U G B F M V **A** E M K I **I** U E P F S G M B **Y**
N E F **T** V D **S** R A F G **T B A R F** Z A L O I
T S Y **H** L L **Y** U B Y X C O **K O N D U M** P Z
F Q M **R** R Z **S** F N Z T B Q K D S Q P K L E
U J **A** E K H **L** U O **C** D **F A R T Y** O N W S E
C F **S E** I M U K Q **H** O T **F A I R Y** K A P N
K Y **S W** O H **T S H I T O U T O F L U C K** Z
G B **L A** K Y X O I **N** C U J **B I G A S S** K Y
M F **I Y** D X K B C V P W E J O T **A** W X H N
V B **C F O O T S T A R** L N K C X **N** V L Y O
E E **K** K U B R E Z T L F R O D F **G** J W N S
Z Z Y H W O W X B K N O T U J P **R** V X V D
D N E G J **W H O R E F U C K E R Y** X W B Y

ANGRY, KONDUM, ASSLICK, FARTY, BARF,
THREEWAY, WHOREFUCKER, EASYSLUT,
SHITOUTOFLUCK, CHIN, SKANKY, SQUAW,
SNOWBACK, FAIRY, BIGASS, KNOBEND, POMMY,
FOOTSTAR, CUNTFUCK, GODAMMIT, NEGRO

```
R  L  T  H  I  T  O  R  G  I  E  S  K  S  Q  W  F  Y
E  L  T  I  T  G  P  H  D  B  L  K  N  H  S  P  V  B
P  G  Q  Q  V  B  C  R  A  S  H  G  W  S  I  E  P  C
U  C  V  Y  C  R  E  E  S  T  I  E  W  E  X  C  C  P
B  G  Y  I  A  C  H  R  I  S  T  N  L  X  T  K  L  C
L  S  F  A  S  T  F  U  C  K  Q  R  N  S  Y  E  Z  A
I  E  F  V  D  M  U  F  A  G  H  T  D  L  N  R  Q  S
C  P  N  Z  Z  H  J  F  W  V  O  L  I  A  I  W  K  S
A  P  Y  V  S  H  O  O  T  C  I  C  S  V  N  O  U  P
N  O  F  O  O  T  F  U  C  K  Z  Q  E  E  E  O  N  I
F  R  M  E  S  N  R  M  B  V  J  I  A  P  O  D  T  R
M  O  K  J  H  Y  G  Y  F  C  M  Q  S  L  C  W  M  A
Y  X  A  S  P  U  B  I  C  L  I  C  E  D  V  H  Z  T
O  Y  K  G  Q  B  E  X  E  C  U  T  E  P  Q  C  F  E
I  W  S  R  N  O  T  U  Y  J  X  A  Y  P  E  P  O  Z
A  A  P  Q  Q  O  S  V  O  W  I  C  B  T  F  T  X  G
H  S  M  A  A  M  U  Z  U  X  E  B  U  N  G  A  I  Y
I  K  C  T  N  W  M  C  Q  B  A  Q  Z  C  W  U  L  G
```

EXECUTE, CHRIST, SIXTYNINE, SHOOT, TIT,
DISEASE, KUNT, REESTIE, ORGIES, FOOTFUCK,
CRASH, SEPPO, FAG, PUBICLICE, SEXSLAVE, BOOM,
FASTFUCK, BUNGA, PECKERWOOD, ASSPIRATE,
REPUBLICAN

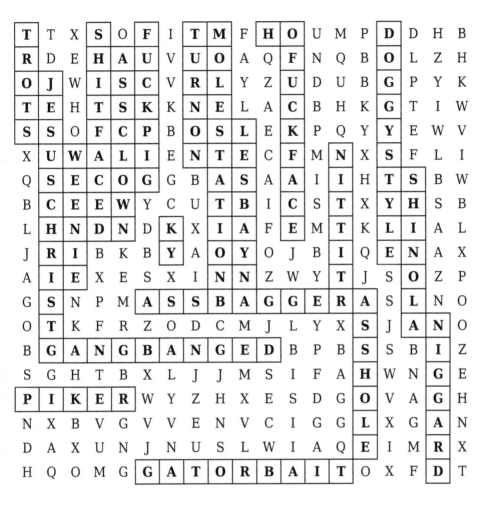

ASSBAGGER, GANGBANGED, PIKER, GATORBAIT,
TROTS, KY, FUCKFACE, FUCKPIG, NIGGARD, WEENIE,
LESBAYN, HO, DOGGYSTYLE, SHITFACED, ASSHOLE,
TURNON, ASSCLOWN, MOLESTATION, SHINOLA,
JESUSCHRIST, NITTIT

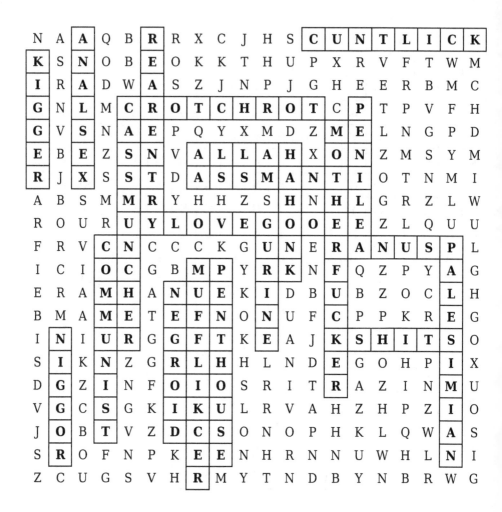

MOTHERFUCKER, REARENTRY, COMMUNIST,
CUNTLICK, LOVEGOO, PENTHOUSE, ANALSEX,
KIGGER, NIGGOR, PENILE, CROTCHROT, ASSMAN,
MUFFLIKCER, ASSMUNCHER, URINE, HONK, ANUS,
ALLAH, NEGROID, SHITS, PALESIMIAN

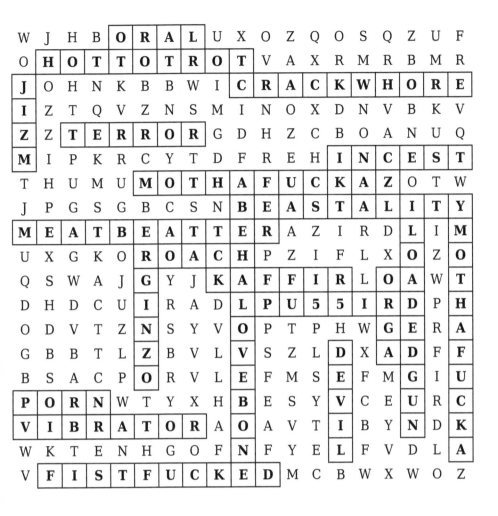

ROACH, VIBRATOR, HOTTOTROT, PORN,
CRACKWHORE, MEATBEATTER, PU55I,
MOTHAFUCKA, MOTHAFUCKAZ, ORAL, GINZO,
BEASTALITY, DEVIL, ORGA, KAFFIR, TERROR, JIZM,
LOVEBONE, INCEST, LOADEDGUN, FISTFUCKED

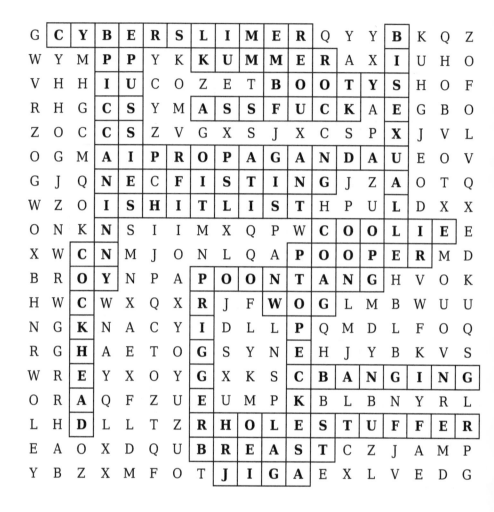

G **C Y B E R S L I M E R** Q Y Y **B** K Q Z
W Y M **P P** Y K **K U M M E R** A X **I** U H O
V H H **I U** C O Z E T **B O O T Y S** H O F
R H G **C S** Y M **A S S F U C K** A E G B O
Z O C **C S** Z V G X S J X C S P **X** J V L
O G M **A I P R O P A G A N D A U** E O V
G J Q **N E C F I S T I N G** J Z **A** O T Q
W Z O **I S H I T L I S T** H P U **L** D X X
O N K **N** S I I M X Q P W **C O O L I E** E
X W **C N** M J O N L Q A **P O O P E R** M D
B R **O Y** N P A **P O O N T A N G** H V O K
H W **C** W X Q X **R** J F **W O G** L M B W U U
N G **K** N A C Y **I** D L L **P** Q M D L F O Q
R G **H** A E T O **G** S Y N **E** H J Y B K V S
W R **E** Y X O Y **G** X K S **C B A N G I N G**
O R **A** Q F Z U **E** U M P **K** B L B N Y R L
L H **D** L L T Z **R H O L E S T U F F E R**
E A O X D Q U **B R E A S T** C Z J A M P
Y B Z X M F O T **J I G A** E X L V E D G

JIGA, BREAST, SHITLIST, COOLIE, RIGGER, BOOTY,
COCKHEAD, WOG, POONTANG, BANGING, BISEXUAL,
PUSSIE, CYBERSLIMER, FISTING, KUMMER,
HOLESTUFFER, PICCANINNY, PECK, POOPER,
PROPAGANDA, ASSFUCK

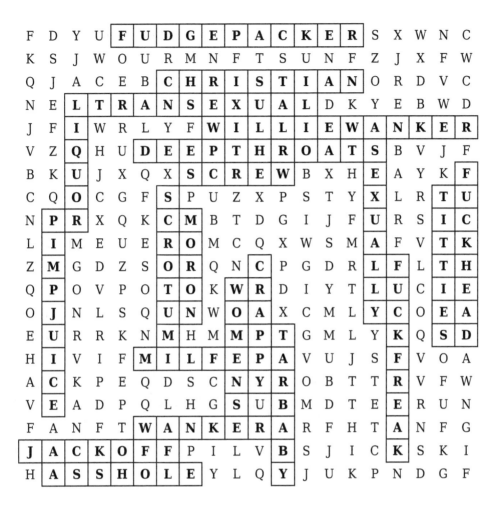

F D Y U **F U D G E P A C K E R** S X W N C
K S J W O U R M N F T S U N F Z J X F W
Q J A C E B **C H R I S T I A N** O R D V C
N E **L T R A N S E X U A L** D K Y E B W D
J F **I** W R L Y F **W I L L I E W A N K E R**
V Z **Q** H U **D E E P T H R O A T S** B V J F
B K **U** J X Q X **S C R E W** B X H E A Y K **F**
C Q **O** C G F **S** P U Z X P S T Y **X** L R **T U**
N **P R** X Q K **C M** B T D G I J F **U** R S **I C**
L **I** M E U E **R O** M C Q X W S M **A** F V **T K**
Z **M** G D Z S **O R** Q N **C** P G D R **L** F L **T H**
Q **P** O V P O **T O** K **W R** D I Y T **L U** C **I E**
O **J** N L S Q **U N W O A** X C M L **Y C** O **E A**
E **U** R R K N **M** H M **M P T** G M L Y **K** Q **S D**
H **I** V I F **M I L F E P A** V U J S **F** V O A
A **C** K P E Q D S C **N Y R** O B T T **R** V F W
V **E** A D P Q L H G **S U B** M D T E **E** R U N
F A N F T **W A N K E R A** R F H T **A** N F G
J A C K O F F P I L V **B** S J I C **K** S K I
H **A S S H O L E** Y L Q **Y** J U K P N D G F

WANKER, TRANSEXUAL, SEXUALLY, SCREW, MILF,
CHRISTIAN, TITTIES, WOMENS, CRAPPY, TARBABY,
WILLIEWANKER, PIMPJUICE, LIQUOR, MORON,
FUCKHEAD, ASSHOLE, FUDGEPACKER, JACKOFF,
SCROTUM, FUCKFREAK, DEEPTHROAT

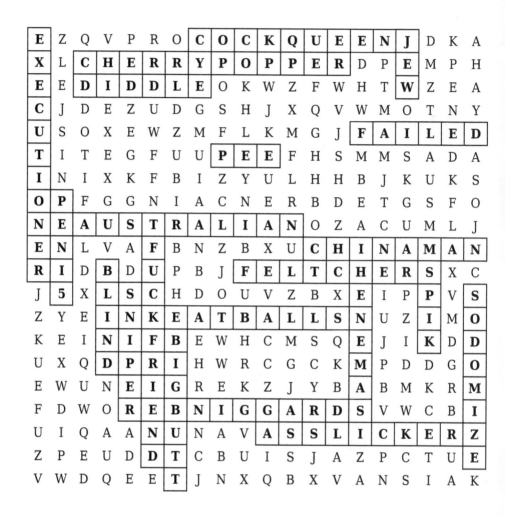

AUSTRALIAN, JEW, CHINAMAN, FAILED, SNIPER,
ASSLICKER, ENEMA, EATBALLS, DIDDLE, PENI5,
COCKQUEEN, BIGBUTT, SODOMIZE, SPIK,
FELTCHER, FUCKFRIEND, NIGGARDS,
EXECUTIONER, PEE, BLIND, CHERRYPOPPER

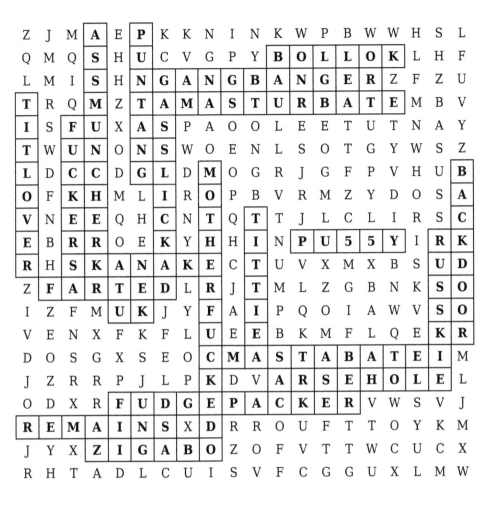

Z J M **A** E **P** K K N I N K W P B W W H S L
Q M Q **S** H **U** C V G P Y **B O L L O K** L H F
L M I **S** H **N G A N G B A N G E R** Z F Z U
T R Q **M** Z **T A M A S T U R B A T E** M B V
I S **F U** X **A** S P A O O L E E T U T N A Y
T W **U N** O **N** S W O E N L S O T G Y W S Z
L D **C C** D **G L** D **M** O G R J G F P V H U **B**
O F **K H** M L **I** R **O** P B V R M Z Y D O S **A**
V N **E E** Q H **C** N **T** Q **T** T J L C L I R S **C**
E B **R R** O E **K** Y **H** H **I** N **P U 5 5 Y** I **R K**
R H **S K A N A K E** C **T** U V X M X B S **U D**
Z **F A R T E D** L **R** J **T** M L Z G B N K **S O**
I Z F M **U K** J Y **F** A **I** P Q O I A W V **S O**
V E N X F K F L **U** E **E** B K M F L Q E **K R**
D O S G X S E O **C M A S T A B A T E I** M
J Z R R P J L P **K** D **V A R S E H O L E** L
O D X R **F U D G E P A C K E R** V W S V J
R E M A I N S X D R R O U F T T O Y K M
J Y X **Z I G A B O** Z O F V T T W C U C X
R H T A D L C U I S V F C G G U X L M W

FUDGEPACKER, ZIGABO, PU55Y, GANGBANGER,
KANAKE, ARSEHOLE, PUNTANG, RUSSKI, UK,
REMAINS, MOTHERFUCKED, TITLOVER, BOLLOK,
MASTURBATE, FUCKERS, ASSLICK, MASTABATE,
TITTIE, BACKDOOR, FARTED, ASSMUNCHER

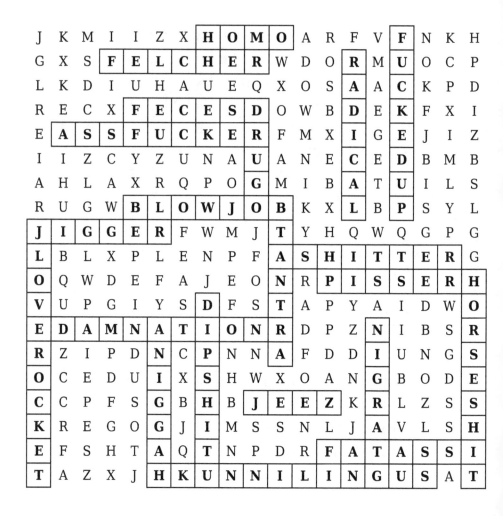

JIGGER, DIPSHIT, JEEZ, DRUG, SHITTER, FECES,
HOMO, TANTRA, NIGRA, HORSESHIT, NIGGAH,
ASSFUCKER, DAMNATION, LOVEROCKET, FATASS,
PISSER, RADICAL, FELCHER, BLOWJOB,
KUNNILINGUS, FUCKEDUP

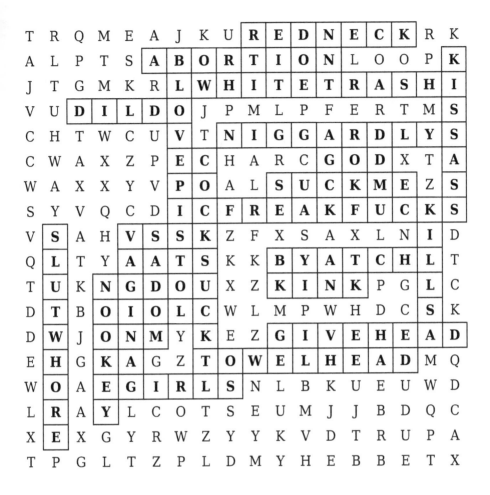

T R Q M E A J K U **R E D N E C K** R K
A L P T S **A B O R T I O N** L O O P **K**
J T G M K R **L W H I T E T R A S H** **I**
V U **D I L D O** J P M L P F E R T M **S**
C H T W C U **V** T **N I G G A R D L Y** **S**
C W A X Z P **E** **C** H A R C **G O** D X T **A**
W A X X Y V **P** **O** A L **S U C K M E** Z **S**
S Y V Q C D **I** **C** F **R E A K F U C K** **S**
V **S** A H **V** **S** **S** K Z F X S A X L N **I** D
Q **L** T Y **A** **A** **T** S K K **B Y A T C H** **L** T
T **U** K N **G** **D** **O** U X Z **K I N K** P G **L** C
D **T** B **O** **I** **O** L C W L M P W H D C **S** K
D **W** J **O** **N** **M** Y K E Z **G I V E H E A D**
E **H** G **K** **A** G Z **T O W E L H E A D** M Q
W **O** A **E** **G** **I** **R** **L** S N L B K U E U W D
L **R** A **Y** L C O T S E U M J J B D Q C
X **E** X G Y R W Z Y Y K V D T R U P A
T P G L T Z P L D M Y H E B B E T X

GIRLS, NOOKEY, TOWELHEAD, GIVEHEAD, KINK,
NIGGARDLY, KISSASS, COCKSUCK, BYATCH, VAGINA,
ABORTION, DILDO, LOVEPISTOL, REDNECK, KILLS,
SADOM, SUCKME, WHITETRASH, SLUTWHORE,
FREAKFUCK, GOD

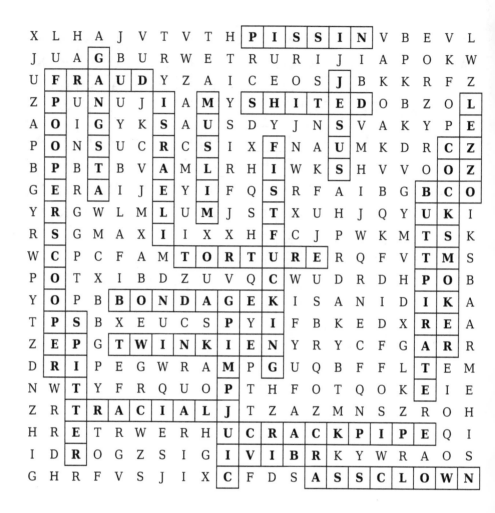

GANGSTA, TORTURE, SPITTER, PIMPJUIC, BONDAGE,
TWINKIE, VIBR, POOPERSCOOPER, BUTTPIRATE,
MUSLIM, FRAUD, PISSIN, FISTFUCKING, JESUS,
LEZZO, ASSCLOWN, RACIAL, ISRAELI, SHITED,
COCKSMOKER, CRACKPIPE

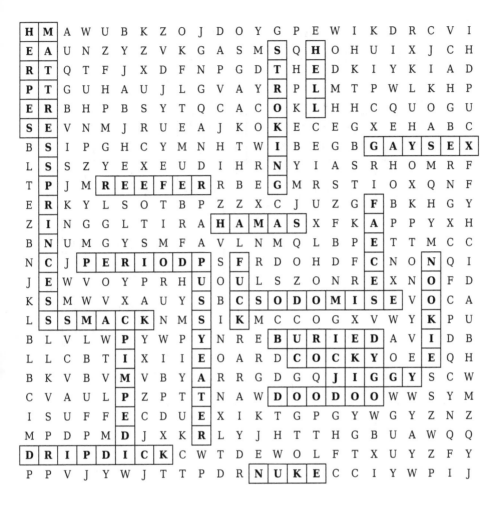

JIGGY, DRIPDICK, BURIED, NOOKIE, GAYSEX, HAMAS,
COCKY, PUSSYEATER, FUCK, SODOMISE, DOODOO,
SMACK, NUKE, HERPES, REEFER,
MATTRESSPRINCESS, FAECES, HELL, STROKING,
PERIOD, PIMPED

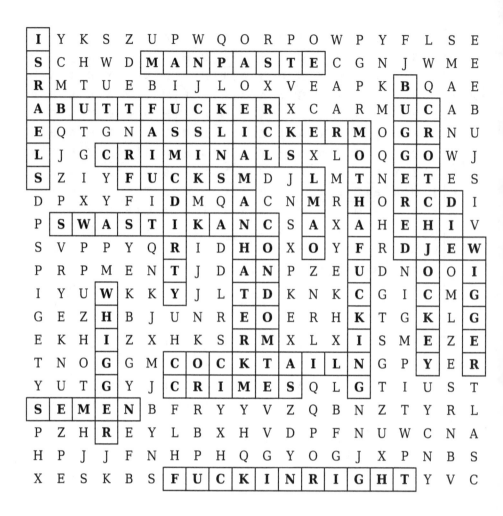

COCKTAIL, CRIMINALS, FUCKS, FUCKINRIGHT, DIE,
BUTTFUCKER, CROTCHJOCKEY, WIGGER, SEMEN,
WHIGGER, SWASTIKA, CONDOM, ISRAELS, DIRTY,
BUGGERED, LMAO, MANPASTE, ASSLICKER, CRIMES,
MANHATER, MOTHAFUCKING

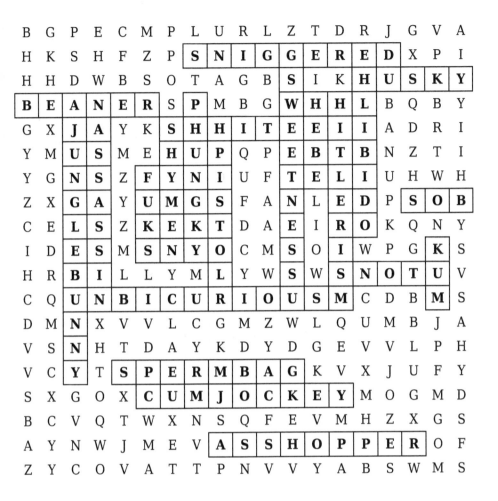

B G P E C M P L U R L Z T D R J G V A
H K S H F Z P **S N I G G E R E D** X P I
H H D W B S O T A G B **S** I K **H U S K Y**
B E A N E R S **P** M B G **W H H** L B Q B Y
G X **J A** Y K **S H H I T E E I I** A D R I
Y M **U S** M E **H U P** Q P **E B T B** N Z T I
Y G **N S** Z **F Y N I** U F **T E L I** U H W H
Z X **G A** Y **U M G S** F A **N L E D** P **S O B**
C E **L S** Z **K E K T** D A **E I R O** K Q N Y
I D **E S** M **S N Y O** C M **S O I** W P G **K** S
H R **B I** L L Y M **L** Y W **S** W **S N O T U** V
C Q **U N B I C U R I O U S M** C D B **M** S
D M **N** X V V L C G M Z W L Q U M B J A
V S **N** H T D A Y K D Y D G E V V L P H
V C **Y** T **S P E R M B A G** K V X J U F Y
S X G O X **C U M J O C K E Y** M O G M D
B C V Q T W X N S Q F E V M H Z X G S
A Y N W J M E V **A S S H O P P E R** O F
Z Y C O V A T T P N V V Y A B S W M S

SNIGGERED, ASSASSIN, BEANER, FUKS, BICURIOUS,
CUMJOCKEY, HEBE, PISTOL, JUNGLEBUNNY,
HITLERISM, HYMEN, SWEETNESS, ASSHOPPER,
SHHIT, KUM, PHUNGKY, LIBIDO, SPERMBAG, SOB,
SNOT, HUSKY

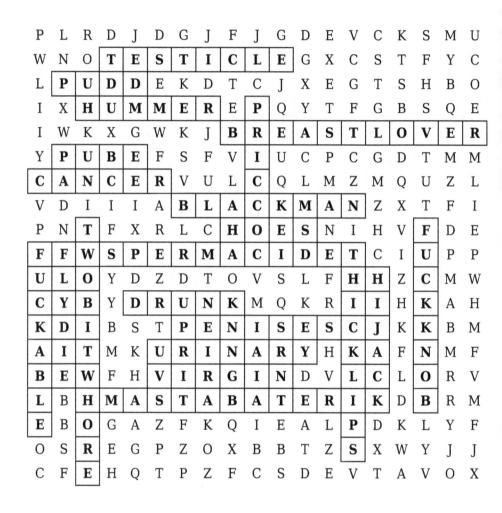

P L R D J D G J F J G D E V C K S M U
W N O **T E S T I C L E** G X C S T F Y C
L **P U D D** E K D T C J X E G T S H B O
I X **H U M M E R** E **P** Q Y T F G B S Q E
I W K X G W K J **B R E A S T L O V E R**
Y **P U B E** F S F V **I** U C P C G D T M M
C A N C E R V U L **C** Q L M Z M Q U Z L
V D I I I A **B L A C K M A N** Z X T F I
P N **T** F X R L C **H O E S** N I H V **F** D E
F F W S P E R M A C I D E T C I **U** P P
U L O Y D Z D T O V S L F **H H** Z **C** M W
C Y B Y **D R U N K** M Q K R **I I** H **K** A H
K D I B S T **P E N I S E S** C **J** K **K** B M
A I T M K **U R I N A R Y** H **K A** F **N** M F
B E W F H **V I R G I N** D V **L C** L **O** R V
L B H M A S T A B A T E R I K D **B** R M
E B **O** G A Z F K Q I E A L **P** D K L Y F
O S **R** E G P Z O X B B T Z **S** X W Y J J
C F **E** H Q T P Z F C S D E V T A V O X

BLACKMAN, PRIC, PENISES, HIJACK, THICKLIPS,
PUDD, URINARY, TESTICLE, MASTABATER,
SPERMACIDE, BREASTLOVER, DRUNK, CANCER,
TWOBITWHORE, FLYDIE, VIRGIN, HUMMER, PUBE,
FUCKKNOB, FUCKABLE, HOES

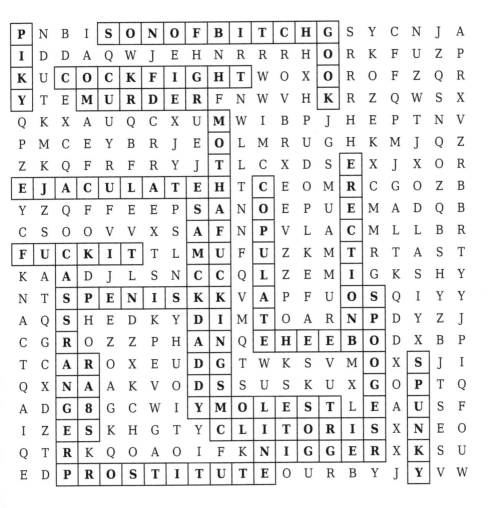

MOTHAFUCKINGS, PROSTITUTE, COPULATE,
ASSRANGER, SPUNKY, GOOK, EJACULATE, PIKY,
ERECTION, SAMCKDADDY, MOLEST, RA8S, PENIS,
COCKFIGHT, SPOOGE, MURDER, FUCKIT, CLITORIS,
HEEB, SONOFBITCH, NIGGER

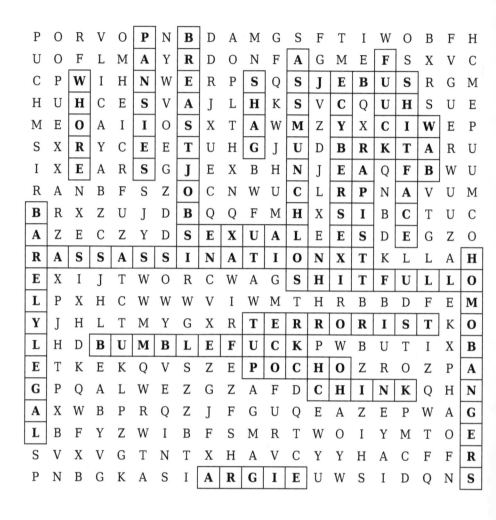

```
P O R V O P N B D A M G S F T I W O B F H
U O F L M A Y R D O N F A G M E F S X V C
C P W I H N W E R P S Q S J E B U S R G M
H U H C E S V A J L H K S V C Q U H S U E
M E O A I I O S X T A W M Z Y X C I W E P
S X R Y C E E T U H G J U D B R K T A R U
I X E A R S G J E X B H N J E A Q F B W U
R A N B F S Z O C N W U C L R P N A V U M
B R X Z U J D B Q Q F M H X S I B C T U C
A Z E C Z Y D S E X U A L E E S D E G Z O
R A S S A S S I N A T I O N X T K L L A H
E X I J T W O R C W A G S H I T F U L L O
L P X H C W W W V I W M T H R B B D F E M
Y J H L T M Y G X R T E R R O R I S T K O
L H D B U M B L E F U C K P W B U T I X B
E T K E K Q V S Z E P O C H O Z R O Z P A
G P Q A L W E Z G Z A F D C H I N K Q H N
A X W B P R Q Z J F G U Q E A Z E P W A G
L B F Y Z W I B F S M R T W O I Y M T O E
S V X V G T N T X H A V C Y Y H A C F F R
P N B G K A S I A R G I E U W S I D Q N S
```

CHINK, BUMBLEFUCK, POCHO, SEXUAL, JEBUS,
SHITFULL, WHORE, TERRORIST, SHAG,
HOMOBANGERS, FUUCK, WAB, CYBERSEX,
BREASTJOB, BARELYLEGAL, ASSASSINATION,
SHITFACE, ARGIE, PANSIES, ASSMUNCH, RAPIST

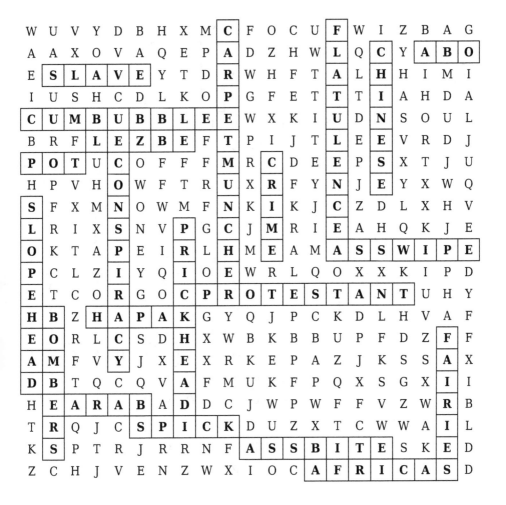

ARAB, SPICK, PRICKHEAD, ASSWIPE, POT,
CONSPIRACY, FLATULENCE, SLOPEHEAD, ABO,
CHINESE, CRIME, HAPA, LEZBE, AFRICA, FAIRIES,
CARPETMUNCHER, SLAVE, CUMBUBBLE,
PROTESTANT, ASSBITE, BOMBERS

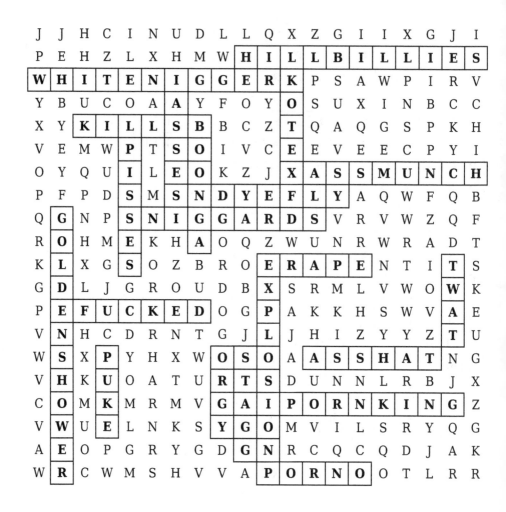

PUKE, ASSES, EXPLOSION, KILL, HILLBILLIES,
NIGGARDS, PORNKING, GOLDENSHOWER, DYEFLY,
RAPE, KOTEX, ORGY, PORNO, ASSMUNCH, ASSHAT,
PISSES, STAGG, TWAT, WHITENIGGER, BOONGA,
FUCKED

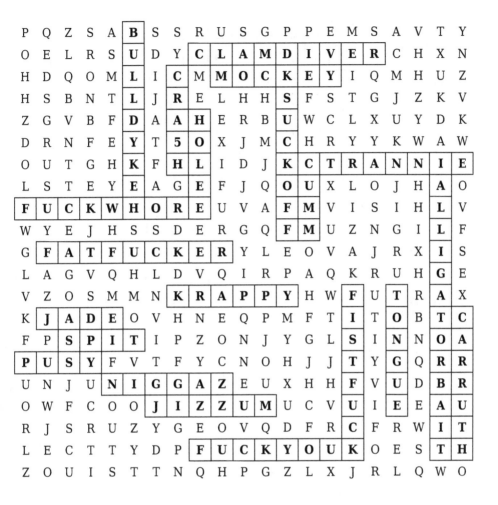

P Q Z S A **B** S S R U S G P P E M S A V T Y
O E L R S **U** D Y **C L A M D I V E R** C H X N
H D Q O M L I C M **M O C K E Y** I Q M H U Z
H S B N T **L** J **R** E L H H **S** F S T G J Z K V
Z G V B F **D A A H** E R B **U** W C L X U Y D K
D R N F E **Y** T **5 O** X J M **C** H R Y Y K W A W
O U T G H **K** F **H L** I D J **K C T R A N N I E**
L S T E Y E A G E F J Q **O** U X L O J H A O
F U C K W H O R E U V A **F M** V I S I H L V
W Y E J H S S D E R G Q **F M** U Z N G I L F
G **F A T F U C K E R** Y L E O V A J R X I S
L A G V Q H L D V Q I R P A Q K R U H G E
V Z O S M M N **K R A P P Y** H W **F** U T R A X
K **J A D E** O V H N E Q P M F T **I** T O B T C
F P **S P I T** I P Z O N J Y G L **S** I N O A
P U S Y F V T F Y C N O H J J **T** Y G Q R R
U N J U **N I G G A Z** E U X H H **F** V U D B R
O W F C O O **J I Z Z U M** U C V **U** I E E A U
R J S R U Z Y G E O V Q D F R **C** F R W I T
L E C T T Y D P **F U C K Y O U K** O E S T H
Z O U I S T T N Q H P G Z L X J R L Q W O

CARRUTH, NIGGAZ, KRAPPY, FUCKWHORE, CRA5H,
SPIT, CUMM, MOCKEY, SUCKOFF, BULLDYKE,
CLAMDIVER, FUCKYOU, FATFUCKER,
ALLIGATORBAIT, HOLE, FISTFUCK, TONGUE, JADE,
PUSY, JIZZUM, TRANNIE

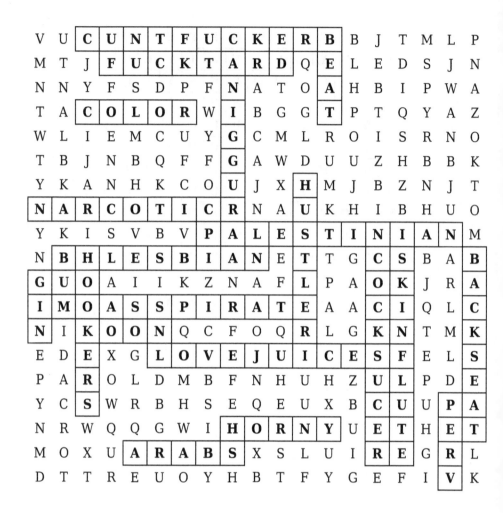

```
V  U  C  U  N  T  F  U  C  K  E  R  B  B  J  T  M  L  P
M  T  J  F  U  C  K  T  A  R  D  Q  E  L  E  D  S  J  N
N  N  Y  F  S  D  P  F  N  A  T  O  A  H  B  I  P  W  A
T  A  C  O  L  O  R  W  I  B  G  G  T  P  T  Q  Y  A  Z
W  L  I  E  M  C  U  Y  G  C  M  L  R  O  I  S  R  N  O
T  B  J  N  B  Q  F  F  G  A  W  D  U  U  Z  H  B  B  K
Y  K  A  N  H  K  C  O  U  J  X  H  M  J  B  Z  N  J  T
N  A  R  C  O  T  I  C  R  N  A  U  K  H  I  B  H  U  O
Y  K  I  S  V  B  V  P  A  L  E  S  T  I  N  I  A  N  M
N  B  H  L  E  S  B  I  A  N  E  T  T  G  C  S  B  A  B
G  U  O  A  I  I  K  Z  N  A  F  L  P  A  O  K  J  R  A
I  M  O  A  S  S  P  I  R  A  T  E  A  A  C  I  Q  L  C
N  I  K  O  O  N  Q  C  F  O  Q  R  L  G  K  N  T  M  K
E  D  E  X  G  L  O  V  E  J  U  I  C  E  S  F  E  L  S
P  A  R  O  L  D  M  B  F  N  H  U  H  Z  U  L  P  D  E
Y  C  S  W  R  B  H  S  E  Q  E  U  X  B  C  U  U  P  A
N  R  W  Q  Q  G  W  I  H  O  R  N  Y  U  E  T  H  E  T
M  O  X  U  A  R  A  B  S  X  S  L  U  I  R  E  G  R  L
D  T  T  R  E  U  O  Y  H  B  T  F  Y  G  E  F  I  V  K
```

ARABS, HORNY, BUM, COLOR, HUSTLER, ASSPIRATE,
FUCKTARD, HOOKERS, PERV, KOON, BEAT,
LOVEJUICE, NIGGUR, PALESTINIAN, SKINFLUTE,
CUNTFUCKER, NARCOTIC, GIN, BACKSEAT, LESBIAN,
COCKSUCER

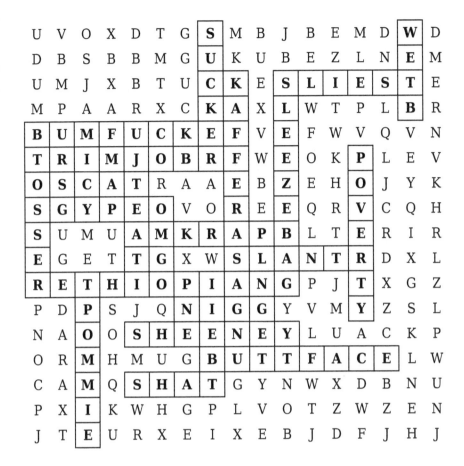

U V O X D T G **S** M B J B E M D **W** D
D B S B B M G **U** K U B E Z L N **E** M
U M J X B T U **C** K E **S** **L** **I** **E** **S** **T** E
M P A A R X C **K** A X **L** W T P L **B** R
B **U** **M** **F** **U** **C** **K** **E** **F** V **E** F W V Q V N
T **R** **I** **M** **J** **O** **B** **R** F W **E** O K **P** L E V
O **S** **C** **A** T R A A E B **Z** E H **O** J Y K
S **G** **Y** **P** **E** **O** V O **R** E E Q R **V** C Q H
S U M U **A** **M** **K** **R** **A** **P** B L T **E** R I R
E G E T **T** **G** X W **S** **L** **A** **N** **T** **R** D X L
R **E** **T** **H** **I** **O** **P** **I** **A** **N** G P J **T** X G Z
P D **P** S J Q **N** I **G** **G** Y V M **Y** Z S L
N A **O** O **S** **H** **E** **E** **N** **E** **Y** L U A C K P
O R **M** H M U G **B** **U** **T** **T** **F** **A** **C** **E** L W
C A **M** Q **S** **H** **A** **T** G Y N W X D B N U
P X **I** K W H G P L V O T Z W Z E N
J T **E** U R X E I X E B J D F J H J

SUCKER, SHEENEY, WETB, BUMFUCK, TEAT, SHAT,
SLEEZEBAG, OMG, TOSSER, ETHIOPIAN, KAFFER,
SLANT, POMMIE, RIMJOB, POVERTY, BUTTFACE,
SCAT, KRAP, GYP, NIGG, LIES

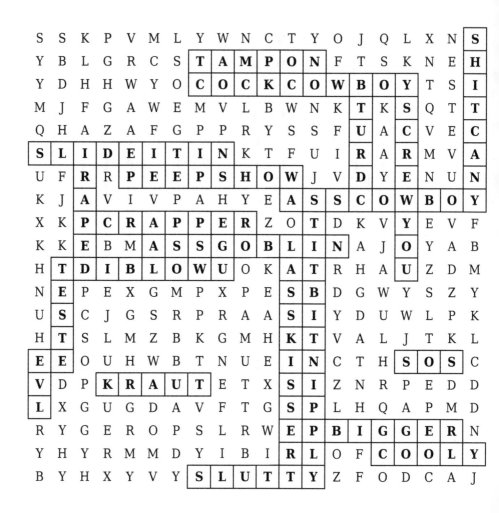

PEEPSHOW, ASSGOBLIN, SLUTTY, BIGGER,
ASSKISSER, KRAUT, ASSCOWBOY, COOLY, EVL,
SCREWYOU, SHITCAN, TITBITNIPPLY, TAMPON,
COCKCOWBOY, SLIDEITIN, RAPED, IBLOWU, SOS,
TESTE, CRAPPER, TURD

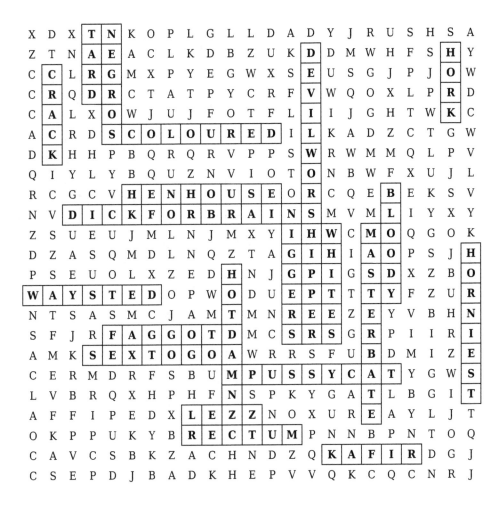

LEZZ, CRACK, HENHOUSE, KAFIR,
DEVILWORSHIPPER, WAYSTED, COLOURED,
DICKFORBRAINS, FAGGOT, HORNIEST, SEXTOGO,
TARD, RECTUM, PUSSYCAT, WHITES, HOTDAMN,
BLOODY, HORK, MASTERBATE, NIGGERS, NEGROS

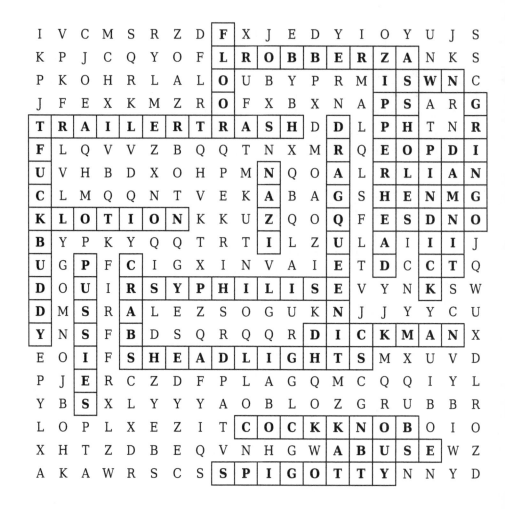

WN, FLOO, COCKKNOB, LOTION, DICKMAN, GRINGO,
DRAGQUEEN, CRABS, SYPHILIS, ROBBER, PUSSIES,
NAZI, FUCKBUDDY, PINDICK, ABUSE, SPIGOTTY,
HEADLIGHTS, TRAILERTRASH, ASSHOLES, DAMNIT,
ZIPPERHEAD

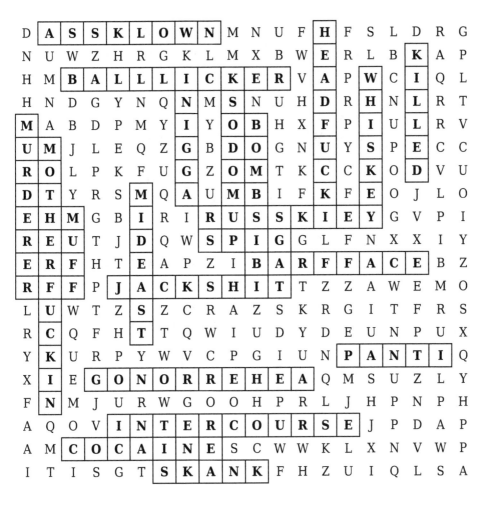

D **A S S K L O W N** M N U F **H** F S L D R G
N U W Z H R G K L M X B W **E** R L B **K** A P
H M **B A L L I C K E R** V **A** P **W** C **I** Q L
H N D G Y N Q **N** M S N U H **D** R H **N** L R T
M A B D P M Y **I** Y **O B** H X **F** P **I** U L R V
U M J L E Q Z **G** B **D O** G N **U** Y **S** P **E** C C
R O L P K F U **G** Z **O M** T K **C** C **K** O **D** V U
D T Y R S **M** Q **A** U **M B** I F **K** F **E** O J L O
E H M G B **I** R I **R U S S K I E Y** G V P I
R E U T J **D** Q W **S P I G** G L F N X X I Y
E R F H T **E** A P Z I **B A R F F A C E** B Z
R F F P **J A C K S H I T** T Z Z A W E M O
L **U** W T Z **S** Z C R A Z S K R G I T F R S
R **C** Q F H **T** T Q W I U D Y D E U N P U X
Y **K** U R P Y W V C P G I U N **P A N T I** Q
X **I** E **G O N O R R E H E A** Q M S U Z L Y
F **N** M J U R W G O O H P R L J H P N P H
A Q O V **I N T E R C O U R S E** J P D A P
A M **C O C A I N E** S C W W K L X N V W P
I T I S G T **S K A N K** F H Z U I Q L S A

HEADFUCK, SPIG, KILLED, MURDERER, NIGGA,
COCAINE, MIDEAST, ASSKLOWN, GONORREHEA,
BALLLICKER, PANTI, BARFFACE, SODOM, WHISKEY,
JACKSHIT, BOMB, MOTHERFUCKIN, MUFF,
INTERCOURSE, RUSSKIE, SKANK

```
D  H  P  H  T  E  S  H  Z  Y  B  F  T  H  O  W  F  V  J  M  J  U
J  S  P  N  Y  Q  X  K  G  T  O  L  L  Q  A  X  P  W  Q  Y  S  X
S  S  M  U  P  L  U  J  F  O  O  B  E  G  P  D  O  T  N  T  J  D
I  F  D  K  H  N  A  S  T  Y  B  I  T  C  H  I  N  R  Y  W  W  N
M  C  V  Z  T  G  C  S  I  A  S  Q  B  X  O  E  S  A  R  S  M  T
L  U  C  K  Y  C  A  M  M  E  L  T  O  E  S  S  U  N  G  J  V  T
S  M  O  O  I  V  T  Y  B  Q  T  U  J  F  J  F  L  N  H  L  E  M
E  M  V  X  K  T  H  S  U  K  C  O  O  N  D  O  G  Y  V  D  J  D
J  N  C  H  F  S  O  P  N  N  N  K  P  C  L  O  W  L  I  F  E
A  P  T  G  O  P  L  B  U  R  Q  I  N  R  Q  J  B  J  G  N  A  V
C  P  O  U  T  G  I  Q  F  L  H  G  A  I  G  A  C  R  O  T  C  H
U  I  J  T  D  A  C  A  B  U  L  G  L  M  D  A  H  M  E  R  T  B
L  S  O  J  M  O  S  C  Z  F  N  A  H  E  N  K  Q  U  I  M  M  C
A  S  R  U  D  K  D  Y  K  Q  G  R  J  T  Y  W  C  X  I  C  I  Q
T  E  R  G  C  R  A  V  O  Z  O  D  T  I  C  O  M  M  I  E  K  T
I  D  V  G  I  E  A  A  J  Y  P  I  C  M  I  C  D  P  X  A  S  Z
N  D  R  A  G  Q  W  E  E  N  L  N  S  E  G  Y  F  X  N  C  T  V
G  F  S  L  W  H  J  D  E  T  X  G  H  S  W  V  E  M  L  L  A  H
Y  A  R  O  V  S  L  C  L  S  F  I  N  G  E  R  F  U  C  K  E  D
I  R  F  Q  J  G  C  R  A  P  O  L  A  V  G  V  T  T  X  T  L  Y
W  H  C  I  O  W  Y  N  Y  I  F  M  T  Z  R  I  C  D  W  R  D  P
L  A  D  K  W  X  F  O  O  I  N  S  E  S  T  D  T  M  Q  R  U  F
```

NASTYBITCH, COMMIE, DRAGQWEEN, TRANNY,
FINGERFUCKED, INSEST, BOOBS, COONDOG,
LOWLIFE, JUGGALO, CRAPOLA, NIGGARDING,
PISSED, CATHOLICS, PRIMETIME,
LUCKYCAMMELTOE, CROTCH, DIES, EJACULATING,
DAHMER, QUIM

N	H	G	J	S	P	P	V	A	C	B	F	F	M	M	B	N	T	H
E	W	H	W	E	I	J	Q	I	A	T	L	H	G	C	G	G	N	P
A	H	H	T	Z	V	Z	H	J	S	A	K	Y	O	V	Q	K	C	N
S	Z	A	I	S	K	Q	C	B	G	O	X	B	Y	D	K	L	O	P
S	O	W	I	P	S	M	M	Z	T	P	J	B	N	B	O	M	B	S
L	N	W	R	E	B	I	G	B	A	S	T	A	R	D	O	Q	B	D
O	J	Q	F	R	J	S	G	K	I	L	L	E	R	Y	C	D	U	Z
V	B	M	I	M	U	W	Y	C	U	F	D	T	O	S	H	J	N	D
E	U	O	L	H	E	H	W	L	N	K	J	N	W	H	U	F	G	I
R	R	L	I	E	U	A	G	A	F	Y	M	T	I	A	R	E	H	S
P	N	E	P	R	R	U	A	M	U	R	K	K	V	W	C	L	O	E
H	I	S	I	D	O	G	I	D	C	K	U	N	O	T	H	T	L	A
V	O	T	N	E	P	E	S	I	K	V	V	U	L	Y	Y	C	E	S
C	X	E	O	R	E	N	U	G	A	V	M	C	Y	P	N	H	A	E
I	G	R	P	L	A	I	F	G	B	F	O	D	U	I	E	C	G	S
V	I	G	F	Q	N	T	T	E	L	P	L	F	W	M	N	A	M	H
Z	L	O	U	P	M	A	V	R	E	Q	E	P	A	P	E	C	X	J
S	C	O	H	E	E	L	B	X	X	Q	S	R	S	L	N	J	S	K
D	Z	Z	K	L	J	C	A	V	C	Z	W	G	K	H	B	O	K	K

CHURCH, DISEASES, BURN, MOLESTER,
SPERMHERDER, GENITAL, EUROPEAN, BOMBS,
UNFUCKABLE, SHAWTYPIMP, FELTCH, FILIPINO,
BUNGHOLE, COHEE, KILLER, TNT, ASSLOVER,
BIGBASTARD, MOLES, GOY, CLAMDIGGER

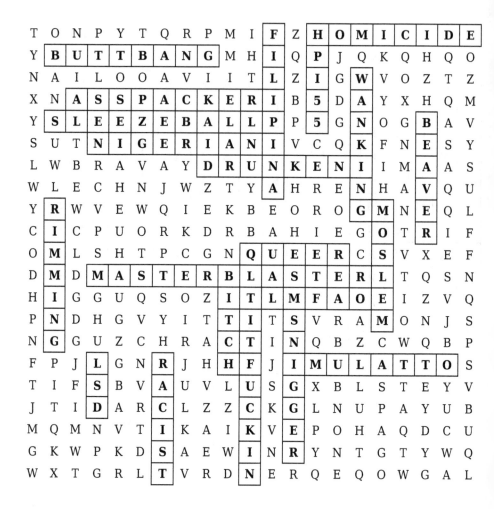

T O N P Y T Q R P M I **F** Z **H O M I C I D E**
Y **B U T T B A N G** M H **I** Q **P** J Q K Q H Q O
N A I L O O A V I I T **L** Z **I** G **W** V O Z T Z
X N **A S S P A C K E R** I B **5** D **A** Y X H Q M
Y **S L E E Z E B A L L** P P **5** G **N** O G **B** A V
S U T **N I G E R I A N** I V C Q **K** F N **E** S Y
L W B R A V A Y **D R U N K E N** I I M **A** A S
W L E C H N J W Z T Y **A** H R E **N** H A **V** Q U
Y **R** W V E W Q I E K B E O R O **G M** N **E** Q L
C **I** C P U O R K D R B A H I E G **O** T **R** I F
O **M** L S H T P C G N **Q U E E R** C **S** V X E F
D **M** D **M A S T E R B L A S T E R** L T Q S N
H **I** G G U Q S O Z **I** T L M F A O E I Z V Q
P **N** D H G V Y I T **T** I T S V R A **M** O N J S
N **G** G U Z C H R A **C** T I N Q B Z C W Q B P
F P J **L** G N **R** J H **H** F J **I M U L A T T O** S
T I F **S** B V **A** U V L **U** S **G** X B L S T E Y V
J T I **D** A R **C** L Z Z **C** K **G** L N U P A Y U B
M Q M N V T **I** K A I **K** V **E** P O H A Q D C U
G K W P K D **S** A E W **I** N **R** Y N T G T Y W Q
W X T G R L **T** V R D **N** E R Q E Q O W G A L

DRUNKEN, RACIST, QUEER, TITFUCKIN, RIMMING,
MOSLEM, MASTERBLASTER, SNIGGER, BEAVER,
FILIPINA, ASSPACKER, HOMICIDE, NIGERIAN,
MULATTO, BUTTBANG, LMFAO, SLEEZEBALL, BITCH,
WANKING, LSD, PI55

```
D A F M B X N T I Q D T I L L D Q L W O
F E Q R B T Y T M S X D D T J A Z R D M
J K R Y T P O P P S U P O O N M T O M H
R V D I F Q B U U M S T P P A W C V N A
H W I G J S U D A Y S P E J N Z A Q U A
R B X N R Q T D A S S W A D L S G P G P
C D I A E F T B N S E T B G I U A W U R
C N E C W U P O B M P V E R M Q S R Z P
K O D A E C L Y E O Q H F L Y Q S O G I
D P I F L K U P A T G W X F T S K O W H
O O K A C I G Z S H D J A C K A S S D N
H R E R H N H V T A T E S T I C L E S J
M C U Z E G U F I F S T R A P O N S I N
J H D I R B D D A U L C D N Q S M W O F
K M I P I G H L C N B O G A N G A W W
C O J D Z T G N I K H U K Y U I B L C O
C N A M I C Q E T E N I G N O G Z O T W
I K R S U H P L Y D I I Y U G W A W M X
G E O D N J F D F A B N H G E T I T O N
S Y U S Y N I P P L E R I N G Y D N D A
```

LIMY, WELCHER, TESTICLES, SWALOW,
MOTHAFUCKED, PORCHMONKEY, POON,
FUCKINGBITCH, BUTTPLUG, CIGS, GETITON,
DIXIEDIKE, PUDDBOY, NIGNOG, ASSWAD, BOGAN,
NIPPLERING, JACKASS, STRAPON, BEASTIALITY, ASS

```
W Z H S U E U B Q S O E H U A D W U T Z L C X
E E Y R J G W U H Y L U B E J O B E G U Z O P
D H S J U R C Q S R F O O T F U C K E R E F E
N J A D A O E K N V L F S T H Y M E T H S D H
A Q V X T S U X S W B O I L V K A H O D G I E
U T R Q W T U J C D J A Y D E F E C A T E R Z
S E V W U U I P X G I S P E R M H E A R D E R
B O O D Y L G J U C N I B U O V J S A A H F K
R O X H G A Q T S P A Z G B B I T C H Y W H Y
W Y U B A T N M P H M O T H E R F U C K I N G
B I S J D I E F A N L G G O R I L Z X Q X R O
O Q H M K O M U G H F O H J Z D H A E Y T X I
H D A Q O N G C H H P I G T C I S R B T S D X
U A G D F Y K K E N Z R A N A V U T K Q P Q E
N H G I M T T I T G W T Y U F E C D I V U L B
K M I A C G R N T N D L E Y L P K E Y M O C O
N L N I Q J A C I H V A W G G H G E A E L Q L
W W G L P V M X N I T A L I A N O U J C X A Q
Q N Y D O P P S I B O G S M O X J C Q R R Y C
G E B O S V E M G V D R X F K G A V C U M U I
W B W X L J D M G W I V A F I T W F U B A V V
B U O J O Z C E E Y F O U R T W E N T Y H X D
W Y P J M N V P R R A C K W E T S P O T Y W O
```

SPAGHETTINIGGER, MOTHERFUCKING, BOHUNK,
TRAMP, SUCK, GROSTULATION, FUCKIN, NLGGOR,
DIVE, SHAGGING, DEFECATE, ITALIANO, LUBEJOB,
METH, BOODY, FOOTFUCKER, BITCHY, HODGIE,
WETSPOT, SPERMHEARDER, FOURTWENTY

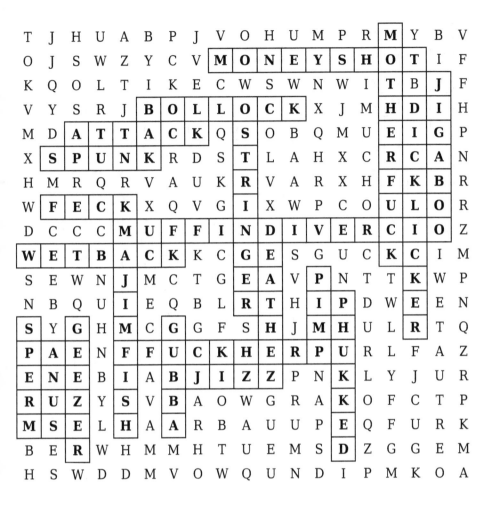

DICKLICKER, STRINGER, WETBACK, BOLLOCK,
MUFFINDIVER, FECK, GUBBA, SPUNK, GEEZER,
JIMFISH, MOTHERFUCK, PIMP, ANUS, FUCKHER,
SPERM, JIZZ, PHUKKED, ATTACK, MONEYSHOT,
DEATH, JIGABOO

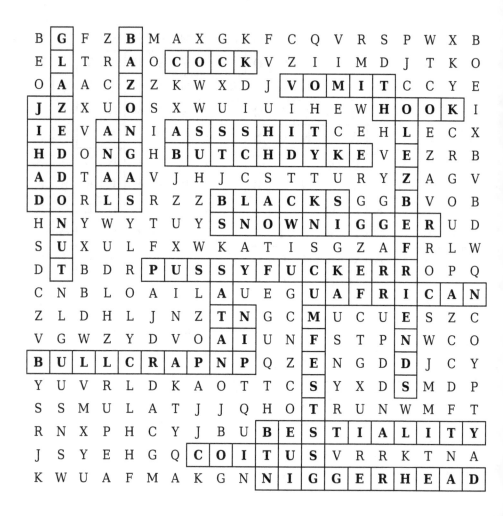

BAZONGAS, ANAL, SNOWNIGGER, BLACKS, JIHAD,
NIGGERHEAD, ASSSHIT, PUSSYFUCKER,
GLAZEDDONUT, COITUS, BESTIALITY,
LEZBEFRIENDS, HOOK, SATAN, AFRICAN, VOMIT,
CUMFEST, BUTCHDYKE, COCK, NIP, BULLCRAP

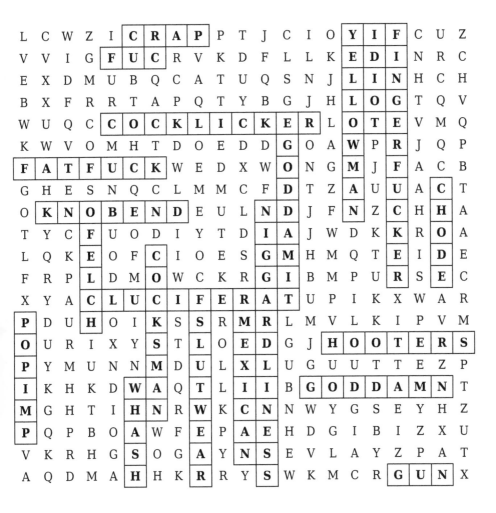

L C W Z I **C R A P** P T J C I O **Y I F** C U Z
V V I G **F U C** R V K D F L L K **E D I** N R C
E X D M U B Q C A T U Q S N J **L I N** H C H
B X F R R T A P Q T Y B G J H **L O G** T Q V
W U Q C **C O C K L I C K E R** L **O T E** V M Q
K W V O M H T D O E D D **G** O A **W** P R J Q P
F A T F U C K W E D X W **O** N G **M** J **F** A C B
G H E S N Q C L M M C F **D** T Z **A** U U A **C** T
O **K N O B E N D** E U L **N** D J F **N** Z **C** H **H** A
T Y C **F** U O D I Y T D **I** A J W D K **K** R **O** A
L Q K **E** O F **C** I O E S **G M** H M Q T **E** I **D** E
F R P **L** D M **O** W C K R **G I** B M P U **R** S **E** C
X Y A **C L U C I F E R A T** U P I K X W A R
P D U **H** O I **K** S **S** R **M R** L M V L K I P V M
O U R I X Y **S** T **L** O **E D** G J **H O O T E R S**
P Y M U N N **M** D **U** L **X L** U G U U T T E Z P
I K H K D **W A** Q **T** L **I I** B **G O D D A M N** T
M G H T I **H N** R **W** K **C N** N W Y G S E Y H Z
P Q P B O **A** W F **E** P **A E** H D G I B I Z X U
V K R H G **S** O G **A** Y **N S** E V L A Y Z P A T
A Q D M A **H** H K **R** R Y **S** W K M C R **G U N** X

FELCH, GODDAMN, FUC, YELLOWMAN, IDIOT,
FINGERFUCKER, COCKLICKER, MEXICAN, POPIMP,
GODDAMIT, KNOBEND, NIGGARDLINESS, LUCIFER,
WHASH, CHODE, GUN, COCKSMAN, HOOTERS,
FATFUCK, SLUTWEAR, CRAP

Made in United States
Troutdale, OR
12/05/2023

15350473R00060